儿科疾病诊疗与病例分析

主编　曹素娥　满红娟　崔友国　范营营

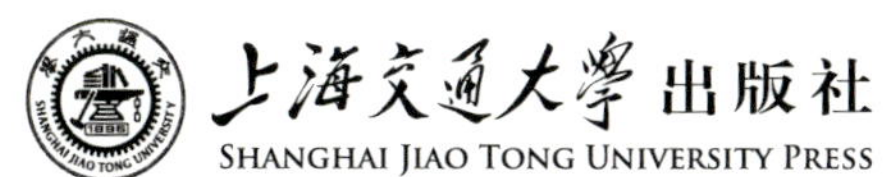

内容提要

本书首先介绍了儿科学概论；然后详细介绍了新生儿疾病及儿科各个系统疾病的诊疗；最后结合具体病例进行分析，不仅贴近临床，可帮助儿科医师更深刻地理解和吸收相关知识。本书适合儿科医师参考使用。

图书在版编目（CIP）数据

儿科疾病诊疗与病例分析 / 曹素娥等主编. -- 上海 : 上海交通大学出版社，2024.8. -- ISBN 978-7-313-31801-5

Ⅰ. R72

中国国家版本馆CIP数据核字第2024VH2278号

儿科疾病诊疗与病例分析

ERKE JIBING ZHENLIAO YU BINGLI FENXI

主　　编：曹素娥　满红娟　崔友国　范营营
出版发行：上海交通大学出版社
地　　址：上海市番禺路951号
邮政编码：200030
电　　话：021-64071208
印　　制：广东虎彩云印刷有限公司
经　　销：全国新华书店
开　　本：710mm × 1000mm　1/16
印　　张：12
字　　数：209千字
插　　页：2
版　　次：2024年8月第1版
印　　次：2024年8月第1次印刷
书　　号：ISBN 978-7-313-31801-5
定　　价：198.00元

编委会

主　编

曹素娥　满红娟　崔友国　范营营

副主编

徐玉敏　李晴晴　陈玲慧　刘　蕊

编　委（按姓氏笔画排序）

刘　蕊（内蒙古自治区妇幼保健院）

刘一生（山东省枣庄市中医院）

李盈盈（山东省德州市妇女儿童医院/德州市妇幼保健院）

李晴晴（山东省金乡宏大医院）

陈玲慧（山东省德州市妇女儿童医院/德州市妇幼保健院）

范营营（山东省聊城市人民医院）

徐玉敏（山东省聊城市人民医院）

曹素娥（山东第二医科大学附属医院/潍坊医学院附属医院）

崔友国（山东省荣成市人民医院）

满红娟（山东省济宁市金乡县人民医院）

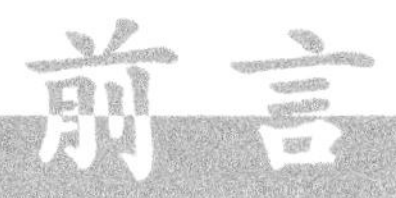

前言 FOREWORD

儿科学的研究和服务对象是胎儿至青春期儿童。整个阶段儿童一直处在生长发育的过程中，且年龄越小与成人的差别越大，绝非成人的缩影。所以在实际工作中，掌握儿童生长发育特点和患病特点是非常重要的，这对儿科医师是巨大的挑战。儿童的健康成长是全社会的责任，为了更好地保障和促进儿童的身心健康，儿科医师不仅需要拥有丰富的临床经验，更需要不断更新相关知识和技能。儿科医师不但要有医学知识，还要有社会学知识；不但要掌握常见病的诊疗方案，还要了解罕见病的治疗原则。因此，为了更全面地总结儿科学现有的理论与实践，融合当前的研究成果和治疗方法，提高儿科医务工作者对儿科常见病诊治和预防的能力，更好地应对儿童的健康问题，我们特邀请具有丰富学术知识和临床经验的儿科医师及研究人员共同编写了《儿科疾病诊疗与病例分析》一书。

本书根据当代儿科治疗方面的新进展进行编写，首先介绍了儿童分期、儿科疾病的特点和儿科疾病诊断相关的基础知识；然后详细介绍了新生儿疾病及儿科各个系统疾病诊治相关的知识，包括病因、发病机制、临床表现、辅助检查、诊断、治疗方案等；最后结合具体病例进行分析，不仅贴近临床，更能帮助儿科医师深刻地理解和吸收相关知识。本书资料翔实、重点突出，既有理论性指导，又有临床的实际应用，集科学性、先进性和实用性于一体，能够帮助临床医师对儿科常见病作出正确的诊断、给予患儿有效的治疗，是一本对儿科临床医师有指导意义的参考书。

因编者编写时间有限，书中不足之处在所难免，欢迎广大读者提出意见和建议，以利改进。

《儿科疾病诊疗与病例分析》编委会

2024年6月

目录

CONTENTS

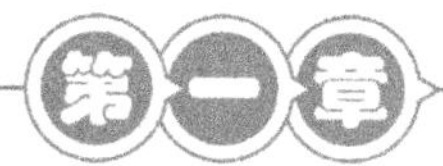

概　论

第一节　儿童分期

儿科学是研究儿童生长发育规律及其影响因素、儿童疾病的诊治与预防，以及研究儿童疾病的康复方法，尽可能使患儿恢复健康的学科。

一、儿童年龄分期

儿童从受精卵开始到生长发育停止可分为7个时期。

(一)胎儿期

受精后前8周称为胚胎期，此期各系统的器官发育非常迅速，各重要器官的发育已见雏形，以心脏发育为例，受精后2周心脏即开始形成，4周时开始有血液循环，8周时心脏四腔结构就已经形成。此时胚胎平均重9 g，长5 cm。如果此阶段胚胎受到外界任何干扰，容易引发严重畸形甚至死亡并流产。至第8周末胎儿已经基本成形。

从受精后第九周开始到出生这个阶段为胎儿期，该阶段各器官进一步增大并逐渐发育成熟。按惯用的计算方法，胎儿期是从母亲末次月经第一天算起到出生共40孕周，但严格意义上胎儿的整个发育过程应该从受精开始计算到出生，为38周。

临床上将整个妊娠过程分为3个时期。①妊娠早期：妊娠后12周内，胎儿及其各个脏器均已初步发育成形，此期最易受到干扰而形成各种先天性畸形，导致胎儿发育异常的因素包括基因及染色体异常(包括突变)及孕母的各种感染等。②妊娠中期：妊娠13～28周，各器官迅速生长，但器官的成熟过程有所不同，如发育到20周原始肺泡才开始形成，肺表面活性物质开始生成，此前娩出胎儿将不能成活；妊娠 28 周后，肺泡结构及功能已比较成熟，娩出的婴儿经过精心护理可以存活。③妊娠后期：妊娠 29～40 周，以肌肉及脂肪迅速生长为主，胎儿体重增长迅速。妊娠中-后期导致胎儿发育异常的因素主要是缺氧（胎盘、脐带的异常）、感染、免疫性溶血及孕母的营养障碍等。

整个妊娠过程的孕母保健应该包括孕前咨询，孕母感染的预防（尤其是弓形虫、巨细胞病毒、风疹病毒及梅毒感染），孕母营养的合理指导，定期产前检查、高危妊娠的监测及早期处理，孕期合理的用药及某些遗传性疾病的早期筛查。

（二）新生儿期

自胎儿娩出、脐带结扎开始至 28 天为新生儿期，此期实际包含在婴儿期内，也可称为新生婴儿。新生儿期是婴儿最脆弱的时期，在这个时期中，婴儿需要完成宫外生存所需的许多重大的生理调整，不仅发病率高，死亡率也高，占婴儿死亡率的 1/3～1/2，尤其在新生儿出生后 24 小时内死亡率最高，多与窒息、早产、先天畸形或分娩时的不良影响有关。母婴保健法规定出生后应进行苯丙酮尿症、先天性甲状腺功能减退症及先天性听力障碍等疾病的筛查，做到早发现、早治疗。

围产期目前国际上有 4 种定义，我国一般定义为从妊娠第 28 周到出生后第 7 天。此期包括了妊娠后期、分娩过程和新生儿早期 3 个阶段，是婴儿经历巨大变化，生命易受到威胁的重要时期。围产期死亡率是衡量 1 个国家和地区的卫生水平、产科和新生儿科质量的重要指标之一。围产期主要死亡原因是宫内发育不良、呼吸窘迫综合征、窒息、产伤等。围产期医学是介于儿科学和妇产科学之间的边缘学科，需要产科及儿科医师共同合作处理好此期所发生的各种问题。

（三）婴儿期

从出生后到满 1 周岁之前称为婴儿期，此期是生长发育极其旺盛的阶段，对热量及蛋白质的需求量大，但由于此时期消化功能尚处于发育不够完善阶段，易发生消化紊乱及营养障碍而导致贫血、佝偻病、营养不良和腹泻等疾病。由于来自母体的免疫抗体逐渐消失而自身免疫系统尚未成熟，产生抗体能力有限，对疾病的抵御能力较差，故容易罹患感染性疾病。婴儿期死亡的主要原因除了宫内发育不良、窒息及产伤外，还有先天性畸形、婴儿猝死综合征、肺炎和消化道疾病等。

婴儿死亡率是指每 1 000 个活产婴儿中从出生到 1 岁的死亡率，是考察 1 个国家和地区医疗卫生状况的重要指标之一。

(四)幼儿期

从1周岁后到3周岁之前为幼儿期。此期生长发育速度较婴儿期有所放缓,而智能发育迅速。此期小儿已能独立行走,活动范围明显扩大,能用语言表达自己的想法与要求,好奇心强但认识危险的能力不足,容易引起意外伤害及罹患传染性和感染性疾病。

(五)学龄前期

3岁后到入小学(6～7岁)前为学龄前期。此期体格生长速度减慢,语言及思维发展迅速,好奇多问,求知欲强,模仿能力强。

此时期应该合理安排营养,防止发生意外伤害。同时需针对年龄的特点,正确对待第一阶段的心理违拗期,加强教养,培养良好的卫生、学习、劳动、生活习惯。

(六)学龄期

从入小学(6～7岁)到青春期(女12岁、男13岁)开始之前为学龄期。此期身高及体重稳定增长,除生殖系统外,其他系统的发育均接近成人,认知能力加强,社会心理进一步发育,是接受各方面教育的重要时期,应该进行德、智、体、美、劳教育。

(七)青春期

女孩从11～12岁开始到17～18岁,男孩从13～14岁开始到18～20岁为青春期。个体差异较大,此期的特点主要是生殖系统的发育,女孩出现月经,男孩有遗精现象。在性激素的作用下,体格发育出现第二次高峰,体重、身高明显增长直到身高停止增长,青春期末生殖系统发育成熟,第二性征出现。此阶段儿童身心发育逐渐趋向成熟,将出现第二次的心理违拗期。

二、儿科学的范围和任务

随着现代医学的发展,儿科学研究的范围逐渐扩大及深入,儿科学研究对象延伸为自受精卵到18岁的青春期儿童。儿科学在儿科专科医院中也不断细分,目前儿科的专业化发展具有几种分化方式,如针对儿童疾病的不同系统和器官,分化为心血管、血液肿瘤、神经、肾脏、内分泌和遗传代谢、呼吸、新生儿、消化、感染、急救、新生儿及儿童保健等学科;针对儿童不同年龄阶段,开创了围产期儿科学及青春期医学;同时,儿科学与其他学科交叉又派生出许多亚专业,如发育行为儿科学、儿童心理学、环境儿科学、儿童康复学、预防儿科学、灾害儿科学及儿童教育学等学科。

儿童外科学中的细化专业除了普通外科、新生儿外科，还有骨科、心胸外科、泌尿外科、肿瘤外科、急症外科、神经外科和整形外科等。因为儿童处于迅速发展变化的年龄段，现代阶段的儿童外科学已把胎儿外科和青春期的各种外科疾病也列入其中，这是因为青春期阶段的儿童在很多情况下不同于成年人，特别是从社会医学角度出发，有其显著的特点。小儿外科疾病主要归纳为先天性畸形、实体肿瘤、炎症和创伤四大类。

儿科学的主要任务是不断探索有关基础理论和总结临床实践经验，提高对发育中健康各系统疾病的防治质量及对精神或情感疾病进行预防、诊断及治疗，保障和促进儿童获得生理健康、心理健康和社会能力的全面发展。

第二节　儿科疾病的特点

儿童不是成人的缩影，儿童与成人的差异不仅仅体现在体格大小方面。儿科学与其他临床学科相比有其不同特点，基本特点表现在 3 个方面。一有别于成人的最大特点是具有成长性，儿童从出生到发育成熟的过程，是一种连续的但也是具有明显阶段性的成长过程，在这个过程中，儿童的全身各系统、器官及组织不仅在体积、重量上不断增大，更重要的是在此过程中其功能的不断发育成熟。处于不断生长发育过程中的儿童，不仅个体间存在差异，还有明显的年龄差异，因此在评价健康状态和诊断疾病时不能用单一标准。对疾病造成损伤的恢复能力较强，常常在生长发育的过程中可对比较严重的损伤实现自然改善或修复，因此，只要度过危重期，常可满意恢复，适宜的康复治疗常有事半功倍的效果。儿童是脆弱人群，身心较成人更容易受到各种不良因素的伤害，而且一旦造成伤害，可以影响其一生，因此预防在儿科学中占有更加重要的地位。另外，儿童在各个发育阶段中，不但在解剖、生理、免疫、病理等方面具有其特点，而且在疾病的发病、病因及表现等方面均有明显的差异。更重要的是在身心保健方面的重点各个时期均有所不同。而且，年龄越小，与成人的差别越大。下面从基础医学和临床两个方面具体说明儿科学的主要特点。

一、基础医学方面

(一)解剖

随着体格生长发育的进展,身体各部位逐渐长大,头、躯干和四肢的比例发生改变,内脏的位置也随年龄增长而不同,如肝脏右下缘位置在 3 岁前可在右肋缘下 2 cm 内,3 岁后逐渐上移,6 岁后在正常情况下右肋缘下不应触及。同样,由于小儿心脏呈横位,心胸比较大,与成人明显不同。在体格检查时必须熟悉各年龄儿童的体格生长发育规律,才能正确判断和处理临床问题。

(二)功能

各系统的功能也随年龄增长逐渐发育成熟,因此不同年龄时期儿童的生理、生化正常值各有不同,如心率、呼吸频率、血压、血清和其他体液的生化检验值等。此外,各系统的功能不成熟常是疾病发生的内在因素,如婴幼儿的代谢旺盛,对营养的需求量相对较高,但是此时期胃肠的消化吸收功能尚不完善,因此易发生消化不良。掌握各年龄儿童各系统的功能变化特点是儿科临床工作的基本要求。

(三)病理

对同一致病因素,儿童与成人的病理反应和过程会有相当大的差异,即使是不同年龄的儿童之间也会出现这种差异,如由肺炎链球菌所致的肺内感染,婴儿常表现为支气管肺炎,而成人和年长儿童则表现为大叶性肺炎病变。

(四)免疫

小年龄儿童的非特异性免疫、体液免疫和细胞免疫功能都不成熟,因此抗感染免疫能力比成人和年长儿童低下,如婴幼儿时期分泌型免疫球蛋白 A 和免疫球蛋白 G 水平均较低,容易导致呼吸道和消化道感染。因此,适当的预防措施对小年龄儿童特别重要。

(五)心理和行为

儿童时期是心理、行为形成的基础阶段,可塑性非常强。应及时发现儿童的天赋和气质特点,并通过训练予以调适;根据不同年龄儿童的心理特点,提供合适的环境和条件,给予耐心的引导和正确的教育,可以培养儿童良好的个性和行为习惯。

二、临床疾病方面

(一)疾病种类

儿童疾病的种类与成人有非常大的差别,儿童先天性畸形较多见,易感染、易发生肝脾大、气道容易梗阻。但婴儿期鼻窦炎少见。心血管疾病在儿童中主要以先天性心脏病为主,而成人则以冠状动脉心脏病为多;儿童白血病中以急性淋巴细胞性白血病占多数,而成人则以粒细胞性白血病居多。此外,不同年龄儿童的疾病种类也有差异,如新生儿疾病常与先天遗传和围产期因素有关,婴幼儿疾病中以感染性疾病占多数等。

(二)临床表现

儿童在临床表现方面的特殊性主要集中在小年龄儿童,年幼体弱儿童对疾病的反应差,往往表现为体温不升、不哭、食欲减退、表情淡漠,且无明显定位症状和体征;婴幼儿易患急性感染性疾病,由于免疫功能不完善,感染容易扩散甚至发展成败血症,病情发展快,来势凶险。

(三)诊断

儿童对病情的表述常有困难且不准确,但仍应认真听取和分析,同时必须详细倾听家长陈述病史。全面准确的体格检查对于儿科的临床诊断非常重要,有时甚至是关键性的。不同年龄时期儿童的检验正常值也常不相同。

(四)治疗

儿童的药物剂量必须按体重或体表面积仔细计算,并且要重视适当的液体出入量和液体疗法。

(五)预后

儿童疾病往往来势凶猛,但是如能及时处理,度过危重期后,恢复也较快,且较少转成慢性或留下后遗症,这常是儿科医师的慰藉。因此,临床的早期诊断和治疗显得特别重要,适时正确的处理方式不仅有助于患儿转危为安,也有益于病情的转化与预后。

(六)预防

已有不少严重威胁人类健康的急性传染病可以通过预防接种的方式避免,此项工作基本上是在儿童时期进行,是儿科工作的重要方面。目前许多成人疾病或老年疾病的儿童期预防已经受到重视,如动脉粥样硬化引起的冠状动脉心脏病、高血压和糖尿病等都与儿童时期的饮食有关;成人的心理问题也与儿童时期的生长环境条件和心理健康状况有关。

由于儿科的鲜明特点,要求儿科专业医师在疾病的诊治过程中更应充分重视儿童的特点。

儿童是社会中最为弱势的群体,而儿童的健康对家庭甚至社会产生重大的影响,儿童从出生至青少年阶段的生长发育过程中,来自社会、家庭、环境的不利因素时刻会影响其身心健康。因此,在关注儿童健康、诊治儿童疾病的同时,儿科医师必须关注社会、家庭及环境等因素。儿科专业医师在儿童疾病的诊治过程中必须具备3种品质,第一是能够用最新的、有事实根据的知识和信息开展对儿童疾病的诊治,能够通过已经积累的临床经验和通过文献检索获得的信息,分析患儿发病的病理生理机制并形成对所诊治的患儿的个体化认识;第二是要有较强的沟通和动手能力,如能够针对儿童的特点进行有效的病史采集、施行正确的体格检查、进行规范的常规操作及对危重患儿进行准确的判断及急救的能力等;第三是具有无私奉献的精神,本着一切为了患儿及其家庭的利益着想的原则,最大程度地发挥自己的专业知识和技能,在诊治过程中敏感地体察患儿及家长的心情,给予同情和关爱。

第三节 儿科疾病的诊断

一、病史询问与记录内容

获得完整而正确的病史是儿科诊疗工作的重要环节。儿童病史一般由家长或其他看护者提供,因此对儿童病史的询问较成人困难。在询问病史时,更需要耐心地、具有同情心地倾听代述人对病情的描述,不宜轻易打断。年长儿童可让其自己叙述病情,但儿童有时会害怕各种治疗或因表达能力欠缺而误说病情,应注意分辨真伪。病情危重时,应先简明扼要地询问病史,边询问边进行检查和抢救,以免耽误时间,详细病史可以后补问。医师良好的仪表和询问时的态度和蔼可亲将有助于取得患儿和家长的信任和病史的采集。

(一)一般项目

正确记录患儿的姓名、性别、年龄、民族、父母或抚养人姓名、家庭地址、联系电话、病史提供者与患儿的关系及病史的可靠程度。不同年龄时期患儿的年龄记录要求不同:新生儿记录天数甚至小时数;婴儿记录月数;1 岁以上记录几岁几个月:例如 18 个月表示为 1 岁 6 个月。

(二)主诉

用病史提供者的语言概括患儿主要症状或体征及其持续时间。主诉一般不超过20 个字,例如:发热 3 天、抽搐发作 1 次。

(三)现病史

(1)症状:一般按照出现先后顺序,首先记录起病情况,重点描述主诉中症状的诱因、发生、发作时间、持续和间隙时间、发作特点、伴随症状、缓解情况和发展趋势,然后再记录其他症状。婴幼儿常不会叙述自觉症状而以特殊行为表示,如头痛时拍头、腹痛时捧腹弯腰或阵发性地哭吵不安等。儿童疾病症状常泛化,可涉及多个系统,如呼吸道感染时常伴有呕吐、腹泻等消化道症状,还可因高热引起惊厥。

(2)有鉴别意义的阴性症状也要记录。

(3)一般状况:起病后精神状态、睡眠、食欲、大小便、性格等有无改变。

(4)既往诊断治疗情况:如患儿到过其他医疗单位就诊,要向病史提供者详细询问诊疗经过,包括实验室检查、治疗方法(尤其是药物名称、剂量、用药时间)及效果。

(四)个人史

询问时根据不同年龄及不同疾病有所侧重,对 3 岁以内的患儿应详细询问出生史、喂养史和生长发育史。生活史一般不单独列出。

1.出生史

记录胎次、胎龄,分娩方式及过程;出生时有无窒息、产伤;新生儿评分和出生体重。对有神经系统症状、智力发育障碍和疑有先天畸形的患儿,更应详细询问生产史,还应询问父母年龄、母亲孕期的健康状况和用药史。新生儿病历应将出生史写在现病史的开始部分。

2.喂养史

母乳喂养还是人工喂养或混合喂养。人工喂养儿要了解乳品种类、调制方式和量,以及辅食添加情况;混合喂养儿要询问食欲、饮食习惯、有无偏食等。

3.生长发育史

对 3 岁以内的患儿或所患疾病与发育密切相关的患儿,应详细询问其体格和智力发育过程。对婴幼儿着重了解何时会抬头、会笑、会坐、叫人和会走，前囟门闭合时间及出牙时间等。对年长儿应了解学习成绩和行为表现等。

4.预防接种史

是否按序进行计划免疫、非计划免疫的特殊疫苗接种情况、是否有不良反应等。

5.生活史

患儿的居住条件、生活是否规律、睡眠情况及个人卫生习惯、是否经常进行户外活动;家庭周围环境、是否有饲养宠物等。

(五)既往史

一般不需要对各系统疾病进行回顾，只需询问一般健康情况和有关疾病史。既往健康还是多病、曾患过哪些疾病、患病的年龄、是否患过与本次疾病相关的病。过去疾病的治疗和手术情况、是否有后遗症。

(六)家族史

询问父母年龄、职业和健康状况，是否近亲结婚;母亲历次妊娠及分娩情况;家庭其他成员的健康状况;家庭中有无其他人员患有类似疾病;有无家族性和遗传性疾病;其他密切接触者的健康状况。

(七)过敏史

有无食物或药物过敏史。

二、体格检查

患儿体格检查较成人困难。为了获得准确的体格检查资料，儿科医师在检查时应当注意:①在开始询问病史时即注意与患儿建立良好的关系，态度要和蔼，消除患儿的恐惧感。②检查过程中既要全面仔细，又要注意保暖，不要过多暴露身体部位，对年长儿还要顾及他(她)的害羞心理和个人隐私。③检查时的体位不必强求，婴幼儿可让其在家长的怀抱中进行，以能使其安静为原则。④检查顺序可灵活掌握，一般可先检查呼吸频率、心肺听诊和腹部触诊等;口腔、咽部、眼等易引起患儿反感的部位，以及主诉疼痛的部位应放在最后检查。⑤检查者应按要求洗手，听诊器等检查用具要经常消毒，以防交叉感染。⑥对病情危重的患儿，应边抢救边检查，或先检查生命体征和与疾病有关的部位，待病情稳定后再进行全面体格检查。

(一)一般状况

询问病史过程中留心观察患儿的发育与营养状况、精神状态、面部表情、对周围事物反应、面色、体位、语言应答及活动能力等。

(二)一般测量

除体温、呼吸、脉搏、血压外,患儿还应测量身高(长)、体重、头围、前囟大小、坐高等。

1.体温

可根据不同年龄和病情选择测温方法。

(1)腋温:体温表置于腋窝处,夹紧上臂至少 5 分钟,正常为 36~37 ℃,除了休克和周围循环衰竭者外适用于各年龄组患儿。

(2)口温:口表置于舌下 3 分钟,正常不超过 37.5 ℃,只适合于能配合的年长儿。

(4)肛温:肛表插入肛门内 3~4 cm,2 分钟,正常为 36.5~37.5 ℃,较准确,适用于病重及各年龄组的患儿。

(4)耳温:用耳温测定仪插入外耳道内,20 秒左右即可完成测试,可用于各种情况下的患儿,但仪器较贵,尚未在临床普及。

2.呼吸和脉搏

在患儿安静时测量,年幼儿以腹式呼吸为主,可按腹部起伏计数。呼吸过快不易看清者可用听诊器听呼吸音计数。年幼儿腕部脉搏不易扪及,可计数颈动脉或股动脉搏动。各年龄患儿呼吸、脉搏正常值见表 1-1。

表 1-1　各年龄组患儿呼吸和脉搏(次/分)

年龄分期	呼吸	脉搏	呼吸∶脉搏
<28 天	40~45	120~140	1∶3
<1 岁	30~40	110~130	1∶3~1∶4
1~3 岁	25~30	100~120	1∶3~1∶4
4~7 岁	20~25	80~100	1∶4
8~14 岁	18~20	70~90	1∶4

3.血压

一般用汞柱血压计,不同年龄的患儿应选用不同宽度的袖带,合适的袖带宽度应为 1/2~2/3 上臂长度,过宽测得血压偏低,过窄则偏高。新生儿及小婴儿可用监护仪测量。儿童年龄越小血压越低,儿童时期正常收缩期血压(mmHg)=[年龄(岁)×2]+80,舒张压为收缩压的 2/3。一般只测任一上肢血压即可,如疑为大动脉炎或主动脉缩窄的患儿,则应测四肢血压。

(三)皮肤及皮下组织

注意观察皮肤的色泽、湿润度、弹性,以及皮下脂肪的厚度,有无黄疸、皮疹、紫癜、出血点、水肿、硬肿、毛细血管扩张、血管瘤和毛发异常等变化。

(四)淋巴结

检查淋巴结大小、数目、质地、有无粘连及压痛等。正常儿童在颈部、腋下和腹股沟等处可扪及单个淋巴结,大小为0.5～1.0 cm,质软、无压痛、无粘连,但颏下、锁骨上和滑车上不应扪及。

(五)头部

1.头颅

观察头颅大小、形态;头发;前囟大小、张力,有无隆起或凹陷;骨缝是否闭合;是否有枕秃、颅骨软化及缺损。必要时测量头围。

2.面部

注意面容、眼距、鼻梁高低和双耳位置及形状等。

3.眼、耳、鼻

注意眼睑有无水肿、下垂、红肿,结膜是否充血、有无干燥综合征,巩膜是否有黄染,角膜有无溃疡及混浊。检查瞳孔大小和对光反射。外耳形状,外耳道有无分泌物,提耳时是否疼痛,必要时使用耳镜检查鼓膜。鼻翼有无翕动及鼻腔分泌物。

4.口

观察口唇是否苍白、发绀、干燥、皲裂;是否张口呼吸、是否有口角糜烂;黏膜、牙龈有无充血、溃疡、麻疹黏膜斑、白膜;腮腺开口处有无红肿及分泌物;口腔内有无异常气味。牙齿的数目及有无龋齿;舌的大小、舌质和舌苔;舌是否经常外伸;舌系带是否过短;有无腭裂。咽部有无充血、溃疡、疱疹等。扁桃体是否肿大;有无充血、分泌物和伪膜。咽部检查在体格检查的最后进行,检查者一手固定患儿头部使其面对光源,一手持压舌板,等患儿张口时迅速将压舌板伸进其口中并压在舌根部,利用儿童反射性将口张大暴露咽部的短暂瞬间,迅速观看咽部情况。

(六)颈部

有无短颈和颈蹼等畸形、甲状腺是否肿大、气管是否居中、有无异常的颈部血管搏动、有无活动受限、有无颈肌张力增高或弛缓。

(七)胸部

1.胸廓

胸廓是否对称;外观有无畸形(如肋骨串珠、肋膈沟、肋缘外翻、鸡胸、漏斗胸、桶状胸);有无肋间隙饱满、凹陷;有无心前区隆起及异常呼吸运动等。

2.肺

注意呼吸节律、频率、幅度有无异常;有无呼吸困难。如发生吸气性呼吸困难,可出现三凹征(胸骨上窝、肋间隙及剑突下吸气时凹陷)。婴幼儿胸壁薄,叩诊必须轻,正常呼吸音为支气管肺泡呼吸音。如患儿不合作,可趁其啼哭时检查语颤,利用啼哭后出现深吸气时进行听诊,注意听腋下、肩胛间区和肩胛下区这些容易出现啰音的部位。

3.心

注意心前区有无隆起、心尖冲动的范围及是否移位,正常新生儿心尖冲动位于第四肋间锁骨中线偏外侧,6 岁后逐渐内移至第五肋间锁骨中线内侧。心尖冲动范围一般不超过 3 cm。触诊检查心尖冲动的位置及有无震颤,并注意部位和性质。叩心界时宜轻,3 岁以内患儿一般只叩心脏左右界。叩心脏左界时从心尖冲动点左侧起向右叩,叩心右界时从肝浊音界的上 1 肋间自右向左叩,儿童各年龄组心界参考表 1-2。小婴儿第一、第二心音强度几乎相等,儿童时期肺动脉瓣区第二心音比主动脉瓣区第二心音强($P_2>A_2$)。学龄前期及学龄期儿童常可在肺动脉瓣或心尖区听到生理性收缩期杂音。

表 1-2　儿童各年龄组的心界

年龄	左界	右界
<1 岁	左锁骨中线外 1~2 cm	沿右胸骨旁线
1~4 岁	左锁骨中线外 1 cm	右胸骨旁线与右胸骨线之间
5~12 岁	左锁骨中线上或内 0.5~1 cm	接近右胸骨线
>12 岁	左锁骨中线内 0.5~1 cm	右胸骨线

(八)腹部

新生儿及消瘦婴儿可见肠蠕动波或肠形,新生儿要注意脐部有无分泌物、出血和炎症,稍大后注意有无脐疝。腹部触诊宜在儿童安静或哺乳时进行,较大患儿取仰卧屈膝位,并请其做深呼吸,或在与其交谈时进行检查,以免患儿由于惊慌或怕痒而不合作。检查有无压痛主要观察患儿表情变化,不能完全依靠患儿的回答。正常婴幼儿肝脏可在肋缘下扪及 1~2 cm,6 岁后不应再触及。正常婴儿有时可扪及脾。叩诊检查的方法和内容与成人相同。听诊患儿肠鸣音常亢进，注意有无腹部血管杂音。腹水患儿需测量腹围。

(九)脊柱和四肢

观察脊柱有无畸形；躯干长和四肢长的比例是否正常；有无“O”形或“X”形腿、手镯或足镯征；有无杵状指(趾)和多指(趾)畸形。

(十)肛门和外生殖器

有无畸形(无肛、尿道下裂、两性畸形等)、肛裂；女孩注意阴道有无分泌物和畸形；男孩注意有无包皮过长、过紧、阴囊鞘膜积液、隐睾及腹股沟疝等。

(十一)神经系统

根据年龄和病情做必要的检查。

1.一般检查

包括神志、精神状态、面部表情、反应灵敏度、动作语言发育程度、有无异常行为、肢体活动能力和四肢肌张力等。

2.神经反射

注意觅食反射、吸吮反射、握持反射、拥抱反射的出现和消失时间是否在正常范围内。正常小婴儿的提睾反射、腹壁反射较弱或引不出来，但可出现踝阵挛，2 岁以下的儿童 Babinski 征可呈阳性，但若一侧阳性则应引起重视。

3.脑膜刺激征

与成人检查基本相同，检查有否颈抵抗、Kerning 征和 Brudzinski 征阳性。但患儿哭吵肢体强直时检查结果易不准确，要反复检查。

以上体格检查项目在具体操作时不一定完全按照顺序，但在书写病历时体检结果必须按上述顺序，不仅要记录阳性体征，重要的阴性结果也要记录。

三、实验室检查及特殊检查

由于患儿不能准确述说病情，以及症状、体征的泛化，必要的实验室检查及特殊检查对患儿尤为重要。血液、尿、粪便，以及其他体液的检查同样适用于儿童，但一些检测结果随年龄不同而异；需采取血标本检验的项目应有很好的规划，如有可能尽量采用微量血，避免新生儿及小婴儿发生医源性贫血；特殊检查中应注意有放射性、核素的检查等可能对生长发育中的儿童产生的危害，应避免频繁使用；一些遗传性疾病主要在儿童期发病，一些不常用于成人的分子遗传学检查则是对患儿非常重要的检查手段。

四、诊断思路

将病史、体格检查阳性结果及有价值的检验结果以摘要的形式予以总结，提出初步诊断及诊断依据，同时提出需要与其鉴别诊断的疾病及鉴别要点。在诊断过程中应注意：①优先考虑常见病、多发病，较少考虑罕见病。②尽可能选择单一诊断，而不用多个诊断解释各个不同症状，如果有不同系统的症状，注意能否一元化解释为一种疾病在不同脏器的表现，以及累及多个脏器的综合征，如川崎病。③在诊断功能性疾病之前，必须排除器质性疾病。

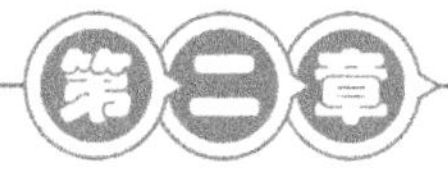

新生儿疾病

第一节　新生儿呼吸窘迫综合征

新生儿呼吸窘迫综合征是由肺表面活性物质缺乏所致，以出生后不久出现呼吸窘迫并进行性加重为临床综合征。由于该病在病理形态上有肺透明膜的形成，故又称为肺透明膜病。多见于早产儿，其胎龄越小，发病率越高。

一、病因与发病机制

新生儿呼吸窘迫综合征是由于肺表面活性物质缺乏所致，与肺上皮细胞合成分泌肺表面活性物质不足密切相关。对于肺发育尚未成熟的早产儿，胎龄越小，肺表面活性物质量也越低，使肺泡表面张力增加，呼气末功能残气量降低，肺泡趋于萎陷。呼吸窘迫综合征患儿肺功能异常主要表现为肺顺应性下降、气道阻力增加、通气/血流降低、气体弥散障碍及呼吸做功增加，从而导致缺氧、代谢性酸中毒及通气功能障碍所致的呼吸性酸中毒。由于缺氧及酸中毒使肺毛细血管通透性增高，液体漏出，使肺间质水肿和纤维蛋白沉着于肺泡表面形成嗜伊红透明膜，进一步加重气体弥散障碍，加重缺氧和酸中毒并抑制肺表面活性物质合成，形成恶性循环。此外，严重缺氧及混合性酸中毒也可导致新生儿持续性肺动脉高压的发生。

糖尿病母亲婴儿也易患此病，是因血中高浓度胰岛素能拮抗肾上腺皮质激素对肺表面活性物质合成的促进作用，故糖尿病母亲婴儿的呼吸窘迫综合征发生率比正常高 5～6 倍。择期剖宫产儿，呼吸窘迫综合征的发生率也较高，主要与分娩未发动时行剖宫产，缺乏宫缩，儿茶酚胺和肾上腺皮质激素的应激反应较弱，影响肺表面活性物质的合成分泌有关。此外，围产期窒息、低体温、前置胎盘、胎盘早剥和母亲低血压等所致的胎儿血容量减少，均可诱发呼吸窘迫综合征。有研究发现，少数患儿肺表面活性物质中 *SPA* 或 *SPB* 基因变异或缺陷，使肺表面活性物质不能发挥作用，此类患儿不论足月还是早产，均易发生呼吸窘迫综合征。

二、临床表现

多见于早产儿，出生后不久（一般 6 小时内）出现呼吸窘迫并呈进行性加重是本病特点。主要表现为呼吸急促（>60 次/分）、鼻翕、呼气呻吟、吸气性、三凹征、青紫等症状。严重时表现为呼吸浅快，呼吸节律不整、呼吸暂停及四肢松弛。由于呼气时肺泡萎陷，体格检查可见胸廓扁平；因潮气量小，听诊两肺呼吸音减低，肺泡有渗出时可闻及细湿啰音。

随着病情逐渐好转，肺顺应性得到改善，肺血管阻力下降，有 30%～50%患儿于呼吸窘迫综合征恢复期出现动脉导管未闭，分流量较大时可发生心力衰竭、肺水肿。故恢复期的呼吸窘迫综合征患儿突然出现对氧气的需求量增加、难以矫正和解释的代谢性酸中毒、喂养困难、呼吸暂停、周身发凉发花及肝脏在短时间内进行性增大等症状时，应注意本病。若同时具备脉压增大、水冲脉、心率增快或减慢、心前区搏动增强、胸骨左缘第二肋间可听到收缩期或连续性杂音，可确诊本病。

呼吸窘迫综合征通常于出生后 24～48 小时病情最重，病死率较高，能存活 3 天以上者，肺成熟度增加，病情逐渐恢复。值得注意的是，近年来由于肺表面活性物质的广泛应用，呼吸窘迫综合征病情已减轻，病程亦缩短。对于未使用肺表面活性物质的早产儿，若出生后 12 小时出现呼吸窘迫，一般不考虑本病。近年来，随着选择性剖宫产的增加，足月儿呼吸窘迫综合征发病率有不断上升趋势，临床表现与早产儿相比起病稍迟，症状可能更重，且易并发新生儿持续性肺动脉高压，肺表面活性物质使用效果不及早产儿。

三、辅助检查

（一）实验室检查

1.泡沫试验

取患儿胃液或气道吸引物 1 mL 加 95%乙醇 1 mL，振荡 15 秒，静置 15 分钟后沿管壁有多层泡沫形成则可除外呼吸窘迫综合征，若无泡沫可考虑为呼吸窘迫综合征，两者之间为可疑。其原理是由于肺表面活性物质利于泡沫的形成和稳定，而 95%乙醇则起抑制作用。

2.肺成熟度的判定

测定羊水或患儿气管吸引物中卵磷脂/鞘磷脂（L/S），若≥2 提示“肺成熟”、

1.5～2 提示可疑、<1.5 提示“肺未成熟”。肺表面活性物质中其他磷脂成分的测定也有助于诊断。

3.血气分析

pH 和动脉氧分压降低，动脉二氧化碳分压增高，HCO_3^-减少。

(二)X 线检查

本病的 X 线检查具有特征性表现，是目前确诊呼吸窘迫综合征的最佳手段。

(1)两肺呈普遍性的透过度降低，可见弥漫性均匀一致的细颗粒网状影，即毛玻璃样改变(图 2-1)。

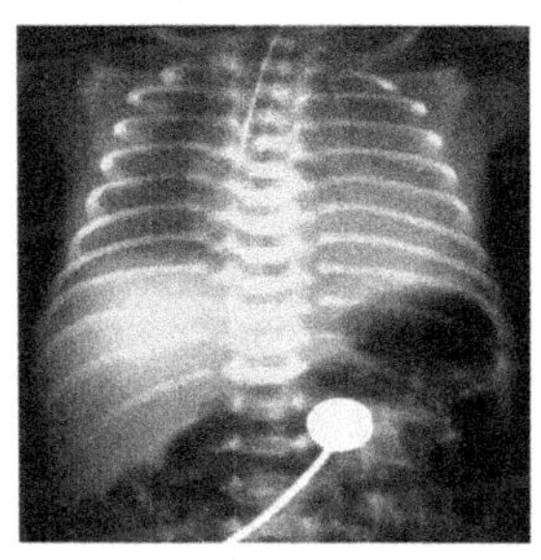

图 2-1　毛玻璃样改变

(2)在弥漫性不张肺泡(白色)的背景下，可见清晰充气的树枝状支气管(黑色)影，即支气管充气征(图 2-2)。

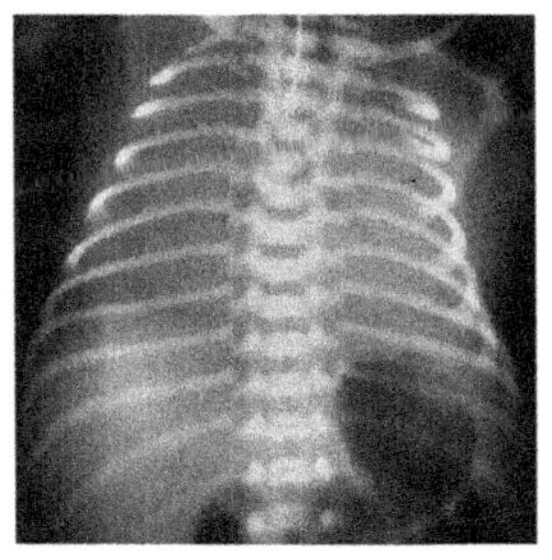

图 2-2　支气管充气征

(3)双肺野均呈白色，肺肝界及肺心界均消失，即白肺。

(三)超声检查

彩色多普勒超声有助于动脉导管开放的确定。

四、诊断及鉴别诊断

根据患儿的病史、临床表现并结合胸部 X 线检查，一般不难诊断，但需与下列疾病相鉴别。

(一)湿肺

多见于足月或近足月的剖宫产儿,出生后很快出现呼吸急促,但多数吃奶佳、反应好。本病预后良好,多数于 24 小时内自行恢复。

(二)B 组链球菌肺炎

B 组链球菌肺炎是由 B 组链球菌所致的宫内感染性肺炎。其临床表现及 X 线征象有时与呼吸窘迫综合征难以鉴别。但前者母亲妊娠晚期多有感染、羊膜早破或羊水有异味史,母血或宫颈拭子培养有 B 组链球菌生长,患儿外周血常规、C 反应蛋白、血培养等也可提示有感染证据。此外,病程与呼吸窘迫综合征不同,且抗生素治疗有效。

(三)膈疝

出生不久表现为阵发性呼吸急促及发绀,查体可见腹部凹陷,患侧胸呼吸音减弱甚至消失,可闻及肠鸣音(易被误认为是水泡音)。X 线胸片可见患侧胸有充气的肠曲或胃泡影及肺不张,纵隔向对侧移位。

五、治疗

目的是保证患儿肺通气、换气功能正常,待其自身肺表面活性物质产生增加,呼吸窘迫综合征得以恢复。机械通气和应用肺表面活性物质是治疗的重要手段。

(一)一般治疗

(1)保温:将婴儿置于暖箱或辐射式抢救台上,保持皮肤温度在 36.5 ℃。

(2)监测:体温、呼吸、心率、血压和动脉血气。

(3)保证液体和营养供应:第一天液体量为 70～80 mL/(kg · d),以后逐渐增加,液体量不宜过多,否则易导致动脉导管开放,甚至发生肺水肿。

(4)纠正酸中毒。

(5)抗生素:呼吸窘迫综合征患儿在败血症被排除前,建议常规使用抗生素。

(二)氧疗和辅助通气

1.吸氧

轻症可选用鼻导管、面罩、头罩,维持动脉血氧分压为 6.7～10.6 kPa(50～80 mmHg)和经皮血氧饱和度 90%～95%为宜。

2.持续气道正压

(1)指征:吸入氧分数>0.3,动脉血氧分压<6.7 kPa(50 mmHg)或经皮血氧饱和度<90%。

(2)方法:鼻塞最常用,也可经鼻咽管、鼻罩、面罩等进行。

(3)参数:压力为0.29~0.78 kPa(3~8 cmH_2O),呼吸窘迫综合征至少保证0.59 kPa(6 cmH_2O),但一般不超过0.98 kPa(10 cmH_2O),否则因压力过大导致心排血量减少、潮气量降低。气体流量最低为患儿每分通气量的3倍或5 L/min,吸入氧分数则根据动脉血氧饱和度进行设置和调整。

持续气道正压多适用于轻、中度呼吸窘迫综合征患儿。但对所有存在呼吸窘迫综合征高危因素的早产儿,出生后即使用持续气道正压,可减少肺表面活性物质或机械通气的使用。对已确诊的呼吸窘迫综合征,越早使用持续气道正压,越能避免后续经气管插管呼吸机,还能减少机械通气使用时间。

3.常频机械通气

(1)机械通气指征:目前国内外尚无统一标准,其参考标准如下。①吸入氧分数=0.6,6.7 kPa(动脉血氧分压<50 mmHg)或经皮血氧饱和度<85%(发绀型先天性心脏病除外);②动脉血二氧化碳分压>7.8 kPa(60 mmHg)伴pH<7.25;③严重或药物治疗无效的呼吸暂停。具备上述任意1项者即可经气管插管应用机械通气。

(2)呼吸机初始参数:吸气峰压应根据患儿胸廓起伏设定,一般为1.96~2.45 kPa(20~25 cmH_2O),呼气末正压0.39~0.59 kPa(4~6 cmH_2O),呼吸频率20~40 bpm,吸气时间0.3~0.4秒,吸入氧分数依据患儿经皮血氧饱和度调整,15分钟后检测动脉血气,依据结果,决定是否调整参数。

须注意,近年来由于肺表面活性物质普遍应用于呼吸窘迫综合征,使得机械通气参数较前降低,机械通气时间明显缩短。

(三)肺表面活性物质替代疗法

可明显降低呼吸窘迫综合征患儿病死率及气胸发生率,同时可改善肺顺应性和通气、换气功能,降低呼吸机参数。

1.应用指征

已确诊的呼吸窘迫综合征或产房内防止呼吸窘迫综合征的预防性应用。

2.临床应用

(1)天然型肺表面活性物质:从猪肺、小牛肺中提取。

(2)改进的天然型肺表面活性物质:在天然提取的肺表面活性物质中,加入了肺表面活性物质的主要成分，疗效更佳。

(3)合成肺表面活性物质：是由人工合成的肺表面活性物质(主要成分为磷脂)按一定比例分制而成，不含有表面活性蛋白。

(4)重组肺表面活性物质：又称合成的天然型肺表面活性物质，目前已适用于临床，疗效较好。

上述(1)(2)(3)为第一代肺表面活性物质产品，(4)为第二代肺表面活性物质产品。

3.使用方法

(1)时间：对母亲产前未使用激素或需气管插管稳定的极早产儿，应在产房内使用；对于已确诊呼吸窘迫综合征的患儿，越早应用肺表面活性物质效果越好；对部分呼吸窘迫综合征仍在进展患儿(如持续不能离氧，需要机械通气)，需使用第2剂或第3剂肺表面活性物质。

(2)剂量：每种肺表面活性物质产品均有各自的推荐剂量，多数报道首剂100～200 mg/kg，第二剂或第三剂给予100 mg/kg；对已确诊呼吸窘迫综合征的患儿，首剂200 mg/kg的疗效优于100 mg/kg。

(3)方法：药物(干粉剂需稀释)摇匀后，经气管插管缓慢注入肺内。

4.其他

(1)因表面活性物质的黏滞可发生气道阻塞，故在肺表面活性物质从呼吸道扩散到肺泡内之前，应使用复苏气囊加压通气或适当增加机械通气的压力。

(2)应用肺表面活性物质后，当潮气量迅速增加时应及时下调吸气峰压，以免发生肺气漏。

(3)预防性应用肺表面活性物质时，应避免因气管插管时间过长而发生低氧血症，甚至导致早产儿脑损伤。

(4)INSURE技术：即气管插管-肺表面活性物质-拔管，给予持续气道正压。近年来认为该技术可以减少早产儿支气管肺发育不良发生。

六、预防

(一)预防早产

加强高危妊娠和分娩的监护及治疗；对欲行剖宫产或提前分娩者，应准确测量双顶径和羊水中卵磷脂/鞘磷脂值，以判定胎儿大小和胎肺成熟度。

(二)促进胎肺成熟

对孕24～34周需提前分娩或有早产迹象的胎儿，出生7天前至出生前24小时给孕母肌内注射地塞米松或倍他米松，可明显降低呼吸窘迫综合征的发病率和病死率。

(三)肺表面活性物质

对胎龄<32 周者，力争出生后 30 分钟内常规应用，若条件不允许也应争取 24 小时内应用。

第二节　新生儿缺氧缺血性脑病

新生儿缺氧缺血性脑病是因围产期窒息而导致脑的缺氧缺血性损害，包括特征性的神经病理生理改变，临床表现为一系列脑病的症状，部分患儿可留有不同程度的神经系统后遗症。本病仍是我国目前导致新生儿死亡及小儿致残的主要疾病之一。

一、病因与病理

(一)病因

围产期窒息是引起新生儿缺氧缺血性脑病的最主要原因，凡能引起窒息的各种因素均可导致新生儿缺氧缺血性脑病。此外，出生后因严重心肺疾病而导致的低氧血症也可引发新生儿缺氧缺血性脑病。

(二)病理学改变

目前认为新生儿缺氧缺血性脑病至少有 5 种基本类型的病理改变，常见病理变化如下。

1.选择性神经元坏死

主要累及大脑和小脑皮质的神经元，重者累及脑干及延髓的神经元。

2.基底节丘脑损伤

主要累及基底神经节和丘脑，常呈双侧对称性，外观如大理石样，故又称大理石样变。

3.大脑矢状旁区损伤

常见于足月儿，多累及大脑额中回、经旁中央区至枕后部位。

4.脑梗死

由于大脑动脉及其分支的阻塞而引起该供血区域的缺血坏死，大脑中动脉最易受累,左侧较右侧多见。

5.脑室周围白质软化

早产儿多见,包括局灶性和弥漫性。局灶性脑室周围白质软化主要位于侧脑室的额部、体部和枕部三角区。

二、发病机制

(一)脑血流分布不平衡

缺氧缺血时,全身血流重新分配,血液优先供应一些重要器官,如心、脑、肾等。尽管脑血流量增加,但并非脑内各区域的供血都均匀增加,首先保证代谢最旺盛的部位,如基底核、丘脑、脑干和小脑等,而脑动脉终末供血区域仍然是血流分布最薄弱部位。因此,一旦体内的代偿机制丧失,使脑血流量减少,脑动脉终末供血区域将最先受累,故足月儿易发生矢状旁区损伤,早产儿易发生脑室周围白质软化。

(二)脑血流自动调节功能不完善

脑血流具有自动调节功能,但新生儿的这种自动调节范围较小,轻微的血压波动即可导致脑血流的过度灌注或缺血。缺氧缺血时,脑血管的自动调节功能障碍,形成"压力被动性脑循环",即脑血流灌注随全身血压的变化而波动。若血压增高,可因脑血流的过度灌注而发生出血;若血压下降,可因脑血流的灌流减少而发生缺血性脑损伤。

(三)脑组织代谢改变

葡萄糖是脑组织能量的主要来源。缺氧时脑组织的无氧酵解增加,组织内乳酸堆积、ATP 产生减少,细胞膜上钠-钾泵、钙泵功能不足,使 Na^{+}、Ca^{2+} 与水进入细胞内,导致细胞毒性脑水肿。此外,目前认为氧自由基、兴奋性氨基酸、一氧化氮和炎症因子等也与新生儿缺氧缺血性脑病的发生有关,最终使脑细胞发生水肿、坏死和凋亡。

三、临床表现

主要表现为意识障碍、兴奋或抑制、肌张力及原始反射改变、惊厥和颅内高压等神经系统表现,重者可出现中枢性呼吸衰竭。惊厥常发生在出生后 12～24 小时,脑水肿则在出生后 36～72 小时最明显。根据临床表现可分为轻、中、重度(表 2-1)。

表 2-1 新生儿缺氧缺血性脑病临床分度

分度	轻	中	重
肌张力	正常或稍增加	减低	松软或间歇性伸肌张力增高
拥抱反射	活跃	减弱	消失
吸吮反射	正常	正常减弱	消失
惊厥	可有肌阵挛	常有	有或持续状态
中枢性呼吸衰竭	无	有	明显
瞳孔改变	正常或扩大缩小	对光反射迟钝	不对称或扩大
病程及预后	症状在 72 小时内消失，预后好	症状在 14 天内消失，可能有后遗症	症状可持续数周，病死率高。存活者多有后遗症

四、辅助检查

（一）实验室检查

出生时通过新生儿脐血的血气分析结果，了解患儿的宫内缺氧状况。血清肌酸激酶同工酶（CK-BB）主要存在于脑和神经组织中，神经元特异性烯醇化酶主要存在于神经元和神经内分泌细胞中，故新生儿缺氧缺血性脑病时血浆中血清肌酸激酶同工酶（正常值<10 U/L）及神经元特异性烯醇化酶（正常值<6 μg/L）活性升高，可帮助判定脑损伤的程度。

（二）影像学检查

B 超具有无创价廉的优点，并可在床旁进行操作，对脑水肿早期诊断较为敏感，但对矢状旁区的损伤难以识别。CT 有助于了解颅内出血的部位和程度，对识别基底节丘脑损伤、脑梗死、脑室周围白质软化也有一定的参考作用。磁共振成像则是目前明确新生儿缺氧缺血性脑病病理类型（特别是 B 超和 CT 难以识别的矢状旁区损伤）、判定病变程度及评价预后的重要手段，特别是弥散加权成像为早期（病后 1 天或 2 天）评价脑损伤提供了重要的影像学信息。

五、诊断

（1）明确的可导致胎儿宫内窒息的异常产科病史，以及严重的胎儿宫内窘迫表现［胎心<100 次/分，持续 5 分钟以上；和（或）羊水Ⅲ度污染］或者在分娩过程中有明确窒息史。

（2）出生时有重度窒息，指 Apgar 评分 1 分钟≤3 分，并延续至 5 分钟时仍≤5 分；或者出生时脐动脉血气 pH≤7.00。

(3)出生后 24 小时内出现神经系统表现,如意识改变(过度兴奋、嗜睡、昏迷),肌张力改变(增高或减弱),原始反射异常(吸吮、拥抱反射减弱或消失),惊厥,脑干症状(呼吸节律改变、瞳孔改变、对光反应迟钝或消失)和前囟张力增高。

(4)排除低钙血症、低血糖、感染、产伤和颅内出血等为主要原因引起的抽搐,以及遗传代谢性疾病和其他先天性疾病所引起的神经系统疾病。

若同时具备上述 4 条者可确诊,第四条暂时不能确定者可作为拟诊病例。目前尚无早产儿新生儿缺氧缺血性脑病的诊断标准。

但应注意,尽管上述临床表现为新生儿缺氧缺血性脑病的诊断和病情分度提供了主要依据,但若想明确新生儿缺氧缺血性脑病的病理类型,特别是需与某些具有新生儿缺氧缺血性脑病相似临床表现的疾病(如中枢神经系统先天发育异常,感染、低血糖及遗传代谢性疾病等所导致的脑病)相鉴别,以及预后判定等诸多情况下,仍需依赖于影像学检查。

六、治疗

(一)支持疗法

(1)维持良好的通气和换气功能,使血氧分压、血二氧化碳分压和 pH 保持在正常范围,可给予不同形式氧疗,必要时给予人工通气治疗。

(2)维持良好的循环功能,使心率、血压维持在正常范围,以保证各脏器的血流灌注,必要时可应用多巴胺 2～5 μg/(kg · min)。

(3)维持血糖水平在正常值,以保证脑内代谢所需能量。

(二)对症治疗

(1)控制惊厥首选苯巴比妥,负荷剂量为 20 mg/kg,缓慢静脉推注。若惊厥不能控制,1 小时后再加用 10 mg/kg,12 小时后改为维持量,每天 3～5 mg/kg。对顽固性惊厥可加用咪哒唑仑,剂量每次 0.05～0.2 mg/kg 静脉注射,2～4 小时重复 1 次或持续静脉滴注 4～6 μg/(kg · min),最大剂量为 6 μg/(kg · min)。也可用地西泮每次 0.1～0.3 mg/kg 缓慢静脉注射,或每次 10%水合氯醛 50 mg/kg,稀释后保留灌肠。应注意地西泮对呼吸有明显的抑制作用,故用药期间应密切观察呼吸情况。

(2)降低颅内压首选呋塞米,每次 1 mg/kg 静脉推注。如应用呋塞米后颅高压无明显改善,可使用 20%甘露醇,每次 0.25～0.5 g/kg 静脉推注,酌情每 6～12 小时给药 1 次。糖皮质激素多数不主张使用。

(三)亚低温疗法

目前多项高质量临床研究证据表明，亚低温治疗可以降低新生儿中重度新生儿缺氧缺血性脑病的病死率和18个月时严重伤残的发生率，但远期效果尚不确定。

(四)新生儿期后的治疗及早期干预

对新生儿缺氧缺血性脑病患儿，待病情稳定后根据其具体情况，及早进行智能与体能的康复训练，有利于促进脑功能的恢复和减少后遗症的发生。

七、预防

积极推广新法复苏、防止围产期窒息是预防本病的关键。

第三节　新生儿溶血病

新生儿溶血病指母、子血型不合引起的同族免疫性溶血。在已发现的人类26个血型系统中，以ABO血型不合最常见，Rh血型不合较少见。有报道ABO溶血病占新生儿溶血病的85.3%，Rh溶血病占14.6%，少见血型溶血病占0.1%。

一、病因和发病机制

由父亲遗传而母亲所不具有的显性胎儿红细胞血型抗原，通过胎盘进入母体，刺激母体产生相应的血型抗体，当不完全抗体进入胎儿血液循环后，与红细胞的相应抗原结合(致敏红细胞)，在单核-巨噬细胞系统内被破坏，引起溶血。若母婴血型不合的胎儿红细胞在分娩时才进入母血，则母亲产生的抗体不使这一胎发病，而可能使下一胎发病(血型与上一胎相同)。

(一)ABO溶血

主要发生在母亲O型而胎儿A型或B型，如母亲AB型或婴儿O型，则不发生ABO溶血病。

(1)40%～50%的ABO溶血病发生在第一胎，其原因是：O型母亲在第一胎妊娠前，已受到自然界A血型或B血型物质(某些植物、寄生虫、伤寒疫苗、破伤风及白喉类毒素等)的刺激，产生抗A或抗B抗体。

(2)在母子ABO血型不合中，仅1/5发生ABO溶血病，其原因为：①胎儿红细胞抗原性的强弱不同，导致抗体产生量的多少各异；②除红细胞外，A 或 B 抗原存在于许多其他组织，只有少量通过胎盘的抗体与胎儿红细胞结合，其余的被组织或血浆中可溶性的 A 或 B 物质吸收。

(二)Rh 溶血

Rh 血型系统有 6 种抗原，即 D、E、C、c、d、e(d 抗原未测出只是推测)，其抗原性强弱依次为 D>E>C>c>e，故 Rh 溶血病中以 RhD 溶血病最常见，其次为 RhE，由于 e 抗原性最弱，故 Rhe 溶血病罕见。传统上红细胞缺乏 D 抗原称为 Rh 阴性，而具有 D 抗原称为 Rh 阳性，中国人绝大多数为 Rh 阳性。但由于母亲 Rh 阳性(有 D 抗原)也可缺乏 Rh 系统其他抗原如 E，若胎儿具有该抗原时，也可发生 Rh 不合溶血病。母亲暴露于 Rh 血型不合抗原的机会主要有以下 3 种：①曾输注 Rh 血型不合的血液；②分娩或流产接触 Rh 血型不合抗原，此机会可高达 50%；③在孕期胎儿 Rh 阳性血细胞经胎盘进入母体。

Rh 溶血病一般不发生在第一胎，是因为自然界无 Rh 血型物质，Rh 抗体只能由人类红细胞 Rh 抗原刺激产生。Rh 阴性母亲首次妊娠，于妊娠末期或胎盘剥离(包括流产及刮宫)时，Rh 阳性的胎儿血进入母血中，经过 8～9 周产生免疫球蛋白 M 抗体(初发免疫反应)，此抗体不能通过胎盘，以后虽可产生少量免疫球蛋白 G 抗体，但胎儿已经娩出。如母亲再次妊娠(与第一胎 Rh 血型相同)，怀孕期可有少量(低至 0.2 mL)胎儿血进入母体循环，于几天内便可产生大量免疫球蛋白 G 抗体(次发免疫反应)，该抗体通过胎盘引起胎儿溶血。

既往输过 Rh 阳性血的 Rh 阴性母亲，其第一胎可发病。极少数 Rh 阴性母亲虽未接触过 Rh 阳性血，但其第一胎也发生 Rh 溶血病，这可能是由于 Rh 阴性孕妇的母亲(外祖母)为 Rh 阳性，当时孕期时已使目前的孕妇致敏，导致第一胎也发病。

抗原性最强的 RhD 血型不合者，也仅有 1/20 发病，主要由于母亲对胎儿红细胞 Rh 抗原的敏感性不同。另外，母亲为 RhD 阴性，如父亲的 RhD 血型基因为杂合子，则胎儿为 RhD 阳性的可能性为 50%，如为纯合子则为 100%，其他 Rh 血型也一样。当存在 ABO 血型不符合时，Rh 血型不合的溶血常不易发生，其机制可能是 ABO 血型不符所产生的抗体已破坏了进入母体的胎儿红细胞，使 Rh 抗原不能被母体免疫系统所发现。

二、临床表现

症状轻重与溶血程度基本一致。多数 ABO 溶血病患儿除黄疸外，无其他明显异常。Rh 溶血病症状较重，严重者甚至死胎。

(一)黄疸

大多数 Rh 溶血病患儿出生后 24 小时内出现黄疸并迅速加重，而多数 ABO 溶血病在第 2～3 天出现。血清胆红素以未结合型为主，但如溶血严重，造成胆汁淤积，结合胆红素也可升高。

(二)贫血

程度不一。重症 Rh 溶血，出生后即可有严重贫血或伴有心力衰竭。部分患儿因其抗体持续存在，也可于出生后 3～6 周发生晚期贫血。

(三)肝脾大

Rh 溶血病患儿多有不同程度的肝脾增大，ABO 溶血病患儿则不明显。

三、并发症

胆红素脑病为新生儿溶血病最严重的并发症，主要见于血清总胆红素 >342 μmol/L和(或)上升速度 >8.5 μmol/L、胎龄 >35 周新生儿；低出生体重儿甚至在 171～239 μmol/L 也可发生，多于出生后 4～7 天出现症状。当未结合胆红素水平过高，透过血-脑屏障，可造成中枢神经系统功能障碍，如不治疗干预，可造成永久性损害。胆红素常造成基底神经节、海马、下丘脑神经核和小脑神经元坏死；尸体解剖可见相应的神经核黄染，故又称为核黄疸。

临床上胆红素脑病和核黄疸名词常互相通用，目前推荐的分类是将出生后数周内胆红素所致的中枢神经系统损害称为急性胆红素脑病；将胆红素所致的慢性和永久性中枢神经系统损害或后遗症称为核黄疸。胆红素升高也可引起暂时性脑病，指胆红素引起的神经系统损伤是可逆性的，临床表现为随着胆红素水平的增高逐渐出现嗜睡、反应低下，但随治疗后胆红素的降低而症状消失。脑干听觉诱发电位显示各波形的潜伏期延长，但可随治疗而逆转。

胆红素脑病常在 24 小时内较快进展，临床可分为 4 个阶段。

(一)第一期

表现为嗜睡、反应低下、吮吸无力、拥抱反射减弱、肌张力减低等，偶有尖叫和呕吐，持续 12～24 小时。

(二)第二期

出现抽搐、角弓反张和发热(多于抽搐同时发生)。轻者仅有双眼凝视，重者出现肌张力增高、呼吸暂停、双手紧握、双臂伸直内旋，可出现角弓反张。此期持续 12～48 小时。

(三)第三期

吃奶及反应好转、抽搐次数减少、角弓反张逐渐消失、肌张力逐渐恢复。此期约持续 2 周。

(四)第四期

出现典型的核黄疸后遗症表现。

1.手足徐动

经常出现不自主、无目的和不协调的动作。

2.眼球运动障碍

眼球向上转动障碍,形成落日眼。

3.听觉障碍

耳聋,对高频音失听。

4.牙釉质发育不良

牙呈绿色或深褐色。

此外,也可留有脑瘫、智力低下、抽搐、抬头无力和流涎等后遗症。

四、实验室检查

(一)母子血型检查

检查母子 ABO 和 Rh 血型,证实有血型不合存在。

(二)检查有无溶血

(1)溶血时红细胞计数降低和血红蛋白减少,早期新生儿血红蛋白＜145 g/L、网织红细胞计数增高(＞6%)、血涂片有核红细胞计数增多(＞10/100个白细胞)、球形红细胞计数增多。

(2)血清总胆红素和未结合胆红素明显增加。

(3)呼出气一氧化碳含量的测定:血红素在形成胆红素的过程中会释放出一氧化碳。测定呼出气中一氧化碳的含量可以反映胆红素生成的速度,因此在溶血症患儿中可用以预测重度高胆红素血症的发生。若没有条件测定呼出气一氧化碳,检测血液中碳氧血红蛋白水平也可作为胆红素生成情况的参考。

(三)致敏红细胞和血型抗体测定

1.改良直接抗人球蛋白试验

即改良抗人球蛋白试验,是用“最适稀释度”的抗人球蛋白血清与充分洗涤后的受检红细胞盐水悬液混合，如有红细胞凝聚为阳性，表明红细胞已致敏。该项为确诊试验。Rh 溶血病阳性率高而 ABO 溶血病阳性率低。

2.抗体释放试验

通过加热使患儿血中致敏红细胞的血型抗体释放于释放液中，将与患儿相同血型的成人红细胞或 O 型标准红细胞加入释放液中致敏，再加入抗人球蛋白血清，如有红细胞凝聚为阳性。是检测致敏红细胞的敏感试验，也为确诊试验。Rh 溶血病和 ABO 溶血病一般均为阳性。

3.游离抗体试验

在患儿血清中加入与其相同血型的成人红细胞或 O 型标准红细胞致敏，再加入抗人球蛋白血清，如有红细胞凝聚为阳性。表明血清中存在游离的 ABO 或 Rh 血型抗体，并可能与红细胞结合引起溶血。此项试验有助于估计是否继续溶血、换血后的效果，但不是确诊试验。

五、诊断

(一)产前诊断

凡既往有不明原因死胎、流产、新生儿重度黄疸史的孕妇及其丈夫均应进行 ABO、Rh 血型检查，血型不合者进行孕妇血清中抗体检测。孕妇血清中免疫球蛋白 G 抗 A 或抗 B 抗体水平对预测是否可能发生 ABO 溶血病意义不大。Rh 阴性孕妇在妊娠 16 周时应检测血中 Rh 血型抗体作为基础值，以后每 2～4 周检测 1 次，当抗体效价上升，提示可能发生 Rh 溶血病。

(二)生后诊断

1.溶血的诊断

新生儿娩出后黄疸出现早且进行性加重、有母子血型不合、改良抗人球蛋白试验和抗体释放试验中有 1 项阳性者即可确诊。其他诊断溶血的辅助检查有血涂片检查球形红细胞计数、有核红细胞计数、呼出一氧化碳或血液中碳氧血红蛋白水平等。

2.胆红素脑病的辅助诊断

头颅 MRI 表现为急性期基底神经节苍白球 T_1WI 高信号，数周后可转变为 T_2WI 高信号；脑干听觉诱发电位可见各波潜伏期延长，甚至听力丧失；脑干听觉诱发电位早期改变常呈可逆性。

六、鉴别诊断

本病需与以下疾病鉴别。

(一)先天性肾病

有全身水肿、低蛋白血症和蛋白尿,但无病理性黄疸和肝脾大。

(二)新生儿贫血

双胞胎的胎-胎间输血,或胎-母间输血可引起新生儿贫血,但无重度黄疸、血型不合及溶血 3 项试验阳性。

(三)生理性黄疸

生理性黄疸期如存在喂养减少、排便延迟、头颅血肿、红细胞增多等情况时,也可出现胆红素血症,甚至需要治疗干预。当 ABO 溶血病仅表现为病理性黄疸时,应注意鉴别。血型不合及溶血试验在鉴别诊断中有重要意义。

七、治疗

(一)产前治疗

1.提前分娩

既往有输血、死胎、流产和分娩史的 Rh 阴性孕妇,本次妊娠 Rh 抗体效价逐渐升至 1∶32 或 1∶64 以上、分光光度计测定羊水胆红素值增高,提示宫内溶血;此时如羊水卵磷脂/鞘磷脂>2,提示胎肺已成熟,可考虑提前分娩。

2.血浆置换

对血 Rh 抗体效价明显增高,但又不宜提前分娩的孕妇,可对孕母进行血浆置换,以换出抗体,减少胎儿溶血。在欧美国家,随着对 Rh 血型不符母亲抗 D 血清预防的广泛应用,该治疗临床已极少应用。

3.宫内输血

对胎儿水肿或胎儿血红蛋白<80 g/L、而胎儿肺尚未成熟者,可直接将与孕妇血清不凝集的浓缩红细胞在 B 超引导下注入脐血管或胎儿腹腔内以纠正贫血,继续妊娠。

4.苯巴比妥

孕妇于预产期前 1~2 周口服苯巴比妥,可诱导胎儿尿苷二磷酸葡萄糖酸转移酶活性增加,以减轻新生儿黄疸。

(二)新生儿治疗

1.光照疗法

简称光疗,是降低血清未结合胆红素简单而有效的方法。

(1)指征:当血清总胆红素水平增高时,根据胎龄、患儿是否存在高危因素及出生后日龄，对照日龄胆红素与光疗干预列线图，达到光疗标准时即可进行。

(2)原理：光疗作用下使未结合胆红素光异构化，形成构象异构体和结构异构体，即光红素；上述异构体呈水溶性，可不经肝脏处理，直接经胆汁和尿液排出。波长 425～475 nm 的蓝光和波长 510～530 nm 的绿光效果最佳，日光灯或太阳光也有较好疗效。光疗主要作用于皮肤浅层组织，光疗后皮肤黄疸消退并不表明血清未结合胆红素已达到了正常水平。

(3)设备：主要有光疗箱、光疗灯、LED 灯和光疗毯等。光疗方法有单面光疗和双面光疗。影响光疗效果的因素为光源性质与强度、单面光源或多面光源、光源-光照对象距离、暴露在光照下的体表面积及光照时间。光照强度以光照对象表面所受到的辐照度计算。辐照度由辐射计量器检测，单位为 $\mu W/(cm^2 \cdot nm)$。辐照度与光疗时总胆值下降率直接相关。标准光疗为 8～10 $\mu W/(cm^2 \cdot nm)$，强光疗＞30 $\mu W/(cm^2 \cdot nm)$。光照时，用黑色眼罩保护婴儿双眼，以免损伤视网膜，除会阴、肛门部用尿布遮盖外，其余均裸露。可以连续照射，也可间隔 12 小时进行。

(4)不良反应：可出现发热、腹泻和皮疹，但多不严重，可继续光疗，或在暂停光疗后可自行缓解。当血清结合胆红素＞68 μmol/L，且血清谷丙转氨酶和碱性磷酸酶增高时，光疗可使皮肤呈青铜色，即青铜症，此时应停止光疗，青铜症可自行消退。此外，光疗时应适当补充水分。

(5)光疗过程中密切监测胆红素水平的变化，一般 6～12 小时监测 1 次。对于＞35 周的新生儿，一般当血清总胆红素＜239 μmol/L 可停光疗。

2.药物治疗

(1)供给清蛋白：当血清胆红素接近需换血的水平，且血清蛋白水平＜25 g/L，可输血浆每次 10～20 mL/kg 或清蛋白 1 g/kg，以增加其与未结合胆红素的联结，减少胆红素脑病的发生。

(2)纠正代谢性酸中毒：应用 5%碳酸氢钠提高血 pH，以利于未结合胆红素与清蛋白的联结。

(3)转氨酶诱导剂：能诱导尿苷二磷酸葡萄糖酸转移酶的活性，增加肝脏结合和分泌胆红素的能力。常用苯巴比妥每天 5 mg/kg，分 2～3 次口服，共 4～5 天。

(4)静脉用免疫球蛋白：可阻断网状内皮系统 Fc 受体，抑制吞噬细胞破坏已被抗体致敏的红细胞，用法为 0.5～1 g/kg，于 2～4 小时静脉滴注，早期应用临床效果较好，必要时可重复应用。

3.换血疗法

(1)作用:换出部分血中游离抗体和致敏红细胞,减轻溶血;换出血中大量胆红素,防止发生胆红素脑病;纠正贫血、改善携氧、防止心力衰竭。

(2)指征:大部分 Rh 溶血病和个别严重的 ABO 溶血病需换血治疗。符合下列条件之一者即应换血。①出生胎龄 35 周以上的早产儿和足月儿可参照,在准备换血的同时先给予患儿强光疗 4～6 小时,若血清总胆红素水平未下降甚至持续上升,或对于免疫性溶血患儿在光疗后总胆红素下降幅度未达到 50 μmol/L 立即给予换血;②严重溶血患儿,出生时脐血胆红素＞76 mmol/L,血红蛋白＜110 g/L,伴有水肿、肝脾大和心力衰竭;③已有急性胆红素脑病的临床表现者不论胆红素水平是否达到换血标准,或总胆红素在准备换血期间已明显下降,都应换血。

(3)方法。①血源:Rh 溶血病应选用 Rh 系统与母亲同型、ABO 系统与患儿同型的血液,紧急或找不到血源时也可选用 O 型血;母 O 型、子 A 或 B 型的 ABO 溶血病,最好用 AB 型血浆和 O 型红细胞的混合血;有明显贫血和心力衰竭者,可用血浆减半的浓缩血。②换血量:一般为患儿血量的 2 倍(150～180 mL/kg),大约可换出 85%的致敏红细胞和 60%的胆红素及抗体。③途径:一般选用脐静脉或其他较大静脉进行换血,也可选用脐动、静脉进行同步换血。

4.其他治疗

防止低血糖、低血钙、低体温;纠正缺氧、贫血、水肿、电解质紊乱和心力衰竭等。

八、预防

Rh 阴性妇女在流产或分娩 Rh 阳性胎儿后,应尽早注射相应的抗 Rh 免疫球蛋白,以中和进入母血的 Rh 抗原。临床上目前常用的预防方法,是对 RhD 阴性妇女在孕 28 周和分娩 RhD 阳性胎儿后,72 小时内分别肌内注射抗 D 球蛋白 300 μg。上述方法使近年来欧美国家中 Rh 血型不符溶血新生儿需要换血治疗的数量明显减少,已起到了较满意的预防效果。

第四节　新生儿颅内出血

颅内出血是新生儿脑损伤的常见形式,与围产期窒息和产伤密切相关。早产儿多见，胎龄越小，其发生率越高。足月儿多为硬膜下出血和蛛网膜下腔出血，而早产儿则以脑室周围-脑室内出血为多见。

一、病因与发病机制

（一）早产

胎龄 32 周以下的早产儿，在脑室周围的室管膜下及小脑软脑膜下的颗粒层均存留胚胎生发层基质。胚胎生发层基质的血液供应源于大脑前动脉及中动脉，其管壁由仅含内皮细胞的毛细血管网组成，缺乏胶原和弹力纤维的支撑。胚胎生发层基质的内皮细胞富含线粒体，耗氧量大，对缺氧及酸中毒极其敏感，易发生坏死、崩解出血。此外，基质区域静脉系统通过“U”字形回路汇于大脑 Galen 静脉，这种特殊的走行，容易导致血流动力学的变化而发生血流缓慢或停滞，致使毛细血管床压力增加而破裂出血。因此，早产儿所特有的脑室管膜下胚胎生发层基质的解剖学结构特点是其好发脑室内出血的主要原因。32 周以后胚胎生发层基质逐渐退化，至足月时基本消失，故足月儿脑室内出血较少见。

（二）血流动力学异常

缺氧、酸中毒等均可损害脑血流的自主调节功能，使其变为“压力被动性脑循环”，此时压力的波动可直接作用于末端毛细血管，使其破裂出血。低氧和高碳酸症可使脑血管扩张、静脉淤滞、压力增高而引起栓塞和出血。此外，当新生儿存在动脉导管未闭、先天性心脏病、气胸、严重酸中毒、抽搐等情况时，或者在治疗过程中快速扩容、吸痰、机械通气时吸气峰压或呼气末正压过高、出现人机对抗等情况，均可引起血压大幅度波动，从而造成毛细血管破裂而导致出血。

（三）外伤

主要为产伤所致。如胎位不正、胎儿过大、产程过短或过长，以及使用高位产钳、胎头吸引器等，可导致天幕、大脑镰撕裂和脑表浅静脉破裂而导致硬膜下出血。此外，使用面罩加压给氧、头皮静脉穿刺、气管插管等操作时使头部过分受压，也可导致颅内出血的发生。

（四）其他

新生儿患有凝血机制障碍或血小板减少性疾病；母亲孕期服用苯妥英钠、苯巴比妥、利福平等药物；脑血管发育畸形；不适当地输入高渗溶液（如碳酸氢钠、葡萄糖酸钙、甘露醇等）等均可导致血管破裂而发生出血。

二、临床表现

与出血部位和出血量密切相关。轻者可无症状，重者在短期内可迅速死亡。主要症状及体征如下。

(1)神志改变：烦躁不安、激惹、嗜睡，重者昏迷。

(2)呼吸节律不规则，甚至呼吸暂停。

(3)颅高压：前囟隆起，血压增高，抽搐，角弓反张，脑性尖叫。

(4)眼征：凝视、斜视、眼球震颤等。

(5)瞳孔不等大和对光反射消失。

(6)原始反射减弱和消失。

此外，若患儿出现不明原因的低体温、贫血、黄疸、频繁呼吸暂停及休克等应注意颅内出血的发生。

三、类型

(一)脑室周围-脑室内出血

常见于胎龄＜32 周、体重＜1 500 g 的早产儿，多在出生后 72 小时内发生。可表现为呼吸暂停、嗜睡、肌张力减低等，还可伴有心动过缓、体温降低、代谢性酸中毒、低血压等，但有 25%～50%患儿可无明显症状。根据头颅 B 超或 CT 检查，按 Papile 分度法将其分为 4 级。

1.Ⅰ级

室管膜下胚胎生发层基质出血。

2.Ⅱ级

室管膜下胚胎生发层基质出血并破入脑室，引起脑室内出血，但无脑室扩大。

3.Ⅲ级

脑室内出血伴脑室扩大。

4.Ⅳ级

Ⅲ级出血伴发脑实质出血。

其中Ⅲ、Ⅳ级常留有神经系统后遗症。

(二)蛛网膜下腔出血

蛛网膜下腔出血指原发于蛛网膜下腔的出血，而非继发于硬膜下或脑室内出血。出血多源于小静脉，如蛛网膜下腔内的桥静脉。足月儿常由产伤引起，早产儿多与窒息缺氧等有关。少量蛛网膜下腔出血可无临床症状，预后良好。出血严重者表现为惊厥、意识障碍、肌张力减低和中枢性呼吸衰竭，甚至于短期内死亡。个别出血量较大者可因脑脊液的循环通路受阻或吸收障碍而导致脑积水。

（三）硬膜下出血

多见于巨大儿、胎位异常、难产或产钳助产者。因机械性损伤使上矢状窦附近的大脑镰或小脑幕撕裂，静脉窦和大脑表浅静脉破裂引起的出血。少量出血可无症状，出血量较大者常在出生 24 小时后出现惊厥、偏瘫和斜视等神经系统症状。严重者可在出生后数小时内死亡。也有患儿在新生儿期症状不明显，数月后发生慢性的硬膜下积液。

（四）脑实质出血

常见于足月儿。多由于小静脉栓塞导致毛细血管压力增高甚至破裂出血。临床表现与出血部位和出血量多少密切相关。若出血位于脑干，早期可见瞳孔变化、呼吸不规则和心动过缓，前囟张力可不高。常留有不同程度的神经系统后遗症如脑瘫、癫痫和精神发育迟缓等。出血部位可液化形成囊肿，若囊肿与脑室相通，称为脑穿通性囊肿。

（五）小脑出血

小脑出血包括原发性小脑出血、脑室内或蛛网膜下腔出血蔓延至小脑、静脉出血性梗死、小脑撕裂和血管破裂所致。常见于 32 周以下的早产儿，足月儿多由产伤而引起。主要表现为脑干受压的症状，如屏气、呼吸不规则、心动过缓、眼球偏斜、面瘫、间歇性肢体张力增高、角弓反张等。病情可迅速恶化，可在发病后短时间内死亡。较大患儿病程可缓慢进展甚至临床症状改善，但不多见。

四、诊断

（1）详细询问妊娠史、分娩史、窒息及复苏等情况。

（2）观察患儿的临床表现，尤其要详细进行神经系统体格检查。

（3）注意有无出、凝血机制的异常，动态观察血红蛋白及血细胞比容有无进行性下降。

（4）影像学检查是确诊的重要依据。B 超对脑室周围-脑室内出血诊断较灵敏，CT 对蛛网膜下腔、小脑和脑干部位的出血较为敏感，MRI 是目前明确出血部位及程度、预后评价的最重要检测手段。

（5）脑脊液检查有助于脑室内出血或蛛网膜下腔出血的诊断。通常表现为脑脊液压力升高，可呈血性，镜下可见红细胞或皱缩红细胞。

五、治疗

（一）一般治疗

保持患儿安静，避免搬动和尽量减少刺激性操作；维持血压在正常水平，保证足够的热量供给；注意体液平衡；纠正酸中毒。

（二）止血

可选择使用新鲜冰冻血浆、维生素 K_1、酚磺乙胺和血凝酶等。

（三）对症治疗

有惊厥时可用苯巴比妥、咪哒唑仑或地西泮等抗惊厥药；有脑水肿和颅内压增高症状者可选用呋塞米及小剂量的甘露醇；贫血及休克时应输血。

（四）其他

对大脑顶部表浅部位的硬膜下出血，如症状明显，前囟饱满者，可予前囟穿刺放血治疗。对脑室出血后脑积水治疗，脑积水早期有症状者可作侧脑室置管引流，进行性加重者可行脑室-腹腔分流术。尽管有学者主张脑室出血后脑积水早期可采用连续腰椎穿刺放液治疗，但疗效尚不确切。

六、预防

做好孕妇保健工作，避免早产，提高产科技术，减少新生儿窒息和产伤的发生，及时纠正异常凝血状况，防止血压过大波动，避免快速大量输液，纠正酸碱失衡，慎用高渗液体。

第五节　新生儿硬肿症

新生儿硬肿症简称新生儿冷伤，亦称新生儿寒冷损伤综合征，是由于寒冷和（或）多种疾病所致，主要表现为低体温和皮肤硬肿，重症者可发生多器官功能损害。近 20 年来，随着居住条件的改善、新生儿转运技术的发展和新生儿保暖技术的普及，该病的发病率已有显著下降。

一、病因

(一)寒冷和保温不足

新生儿尤其是早产儿,发生低体温和皮肤硬肿的原因如下。

(1)体温调节中枢不成熟。环境温度低时,其增加产热和减少散热的调节功能差,导致体温降低。

(2)体表面积相对较大,皮下脂肪少,皮肤薄,血管丰富,易于失热。寒冷时散热增加,导致低体温。

(3)躯体小,总液体含量少,体内储存热量少,对失热的耐受能力差,寒冷时有少量热量丢失便可导致体温降低。

(4)新生儿由于缺乏寒战反应,寒冷时主要靠棕色脂肪代谢产热,但其代偿能力有限;早产儿由于其储存少(胎龄越小储存越少),代偿产热能力更差;因此,寒冷时易出现低体温。棕色脂肪分布在颈、肩胛间、腋下、中心动脉、肾和肾上腺周围。

(5)皮下脂肪(白色脂肪)中饱和脂肪酸含量高(为成人 3 倍),由于其熔点高,低体温时易于凝固,出现皮肤硬肿。

(二)疾病

严重感染、缺氧、心力衰竭和休克等使能源物质消耗增加、热量摄入不足,加之缺氧又使能源物质的氧化产能发生障碍,故产热能力不足,即使在正常散热的条件下,也可出现低体温和皮肤硬肿。严重的颅脑疾病也可抑制尚未成熟的体温调节中枢,其调节功能进一步降低,使散热大于产热,出现低体温,甚至皮肤硬肿。

(三)多器官损害

低体温及皮肤硬肿可使局部血液循环淤滞,引起缺氧和代谢性酸中毒,导致皮肤毛细血管壁通透性增加,出现水肿。如低体温持续存在和(或)硬肿面积扩大,缺氧和代谢性酸中毒进一步加重,可引起多器官功能损害。

二、临床表现

主要发生在寒冷季节或患重症感染时。多于出生后 1 周内发病,早产儿多见,低体温和皮肤硬肿是本病的主要表现。

(一)一般表现

反应低下,吮乳差或拒乳,哭声低弱或不哭,活动减少,也可出现呼吸暂停等。

(二)低体温

新生儿低体温指体温<35 ℃。轻症为30～35 ℃,重症<30 ℃,可出现四肢甚至全身冰冷。低体温时常伴有心率减慢。

(三)皮肤硬肿

即皮肤紧贴皮下组织,不能移动,按之似橡皮样感,呈暗红色或青紫色。伴水肿者有指压凹陷。硬肿常呈对称性,其发生顺序依次为:下肢→臀部→面颊→上肢→全身。硬肿面积可按头颈部20%、双上肢18%、前胸及腹部14%、背部及腰骶部14%、臀部8%及双下肢26%计算。严重硬肿可妨碍关节活动,胸部受累可致呼吸困难。

(四)多器官功能损害

重症患儿可出现休克、弥散性血管内凝血和急性肾衰竭等。肺出血是较常见的并发症。

三、辅助检查

根据病情需要做血常规和弥散性血管内凝血筛查试验。必要时可做心电图及X线胸片等检查。

四、诊断

在寒冷季节,环境温度低和保温不足,或患儿患有可诱发本病的疾病;有体温降低,皮肤硬肿,即可诊断。临床依据体温及皮肤硬肿范围分为以下3种程度。①轻度:体温≥35 ℃、皮肤硬肿范围<20%;②中度:体温<35 ℃、皮肤硬肿范围为20%～50%;③重度:体温<30 ℃、皮肤硬肿范围>50%,常伴有器官功能障碍。

五、鉴别诊断

应与新生儿水肿和新生儿皮下坏疽相鉴别。

(一)新生儿水肿

1.局限性水肿

常发生于女婴会阴部,数日内可自愈。

2.早产儿水肿

下肢常见凹陷性水肿,有时延及手背、眼睑或头皮,大多数可自行消退。

3.新生儿 Rh 溶血病或先天性肾病

水肿较严重，并有其各自的临床特点。

（二）新生儿皮下坏疽

常由金黄色葡萄球菌感染所致，多见于寒冷季节。患儿母亲有难产或产钳分娩史。常发生于身体受压部位（枕、背、臀部等）或受损（如产钳）部位。表现为局部皮肤变硬、略肿、发红、边界不清楚并迅速蔓延，病变中央初期较硬以后软化，先呈暗红色以后变为黑色，重者可有出血和溃疡形成，亦可融合成大片坏疽。

六、治疗

（一）复温

目的是在体内产热不足的情况下，通过提高环境温度（减少失热或外加热），以恢复并保持患儿的体温在正常范围内。新生儿由于腋窝部皮下含有较多棕色脂肪，寒冷时氧化产热，使局部温度升高，此时腋温高于或等于肛温（核心温度）；正常状态下，棕色脂肪不产热，腋温-肛温差＜0 ℃；重症新生儿硬肿症，因棕色脂肪耗尽，故腋温-肛温差也＜0 ℃；新生儿硬肿症初期，棕色脂肪代偿产热增加，则腋温-肛温差≥0 ℃。因此，腋温-肛温差可作为判断棕色脂肪产热状态的指标。

（1）若肛温＞30 ℃，可通过减少散热，使体温回升。将患儿置于已预热至中性温度的暖箱中，一般 6～12 小时可恢复正常体温。

（2）当肛温＜30 ℃时，一般均应将患儿置于箱温比肛温高 1～2 ℃的暖箱中进行外加温。每小时提高箱温 0.5～1 ℃（箱温不超过 34 ℃），使患儿在 12～24 小时恢复正常体温。然后根据患儿的体温调整暖箱温度。若无上述条件，也可采用温水浴、热水袋、火炕、电热毯或母亲将患儿抱在怀中等加热方法。

（二）热量和液体补充

供给充足的热量有助于复温和维持正常体温。热量供给从每天 210 kJ/kg（50 kcal/kg）开始，逐渐增加至每天 419～502 kJ/kg（100～120 kcal/kg）。喂养困难者可给予部分或完全静脉营养。液体量按 0.24 mL/kJ（1 mL/kcal）计算，有明显心、肾功能损害者，在复温时可因组织间隙液体进入循环，造成左心功能不全和肺出血，故应严格控制输液速度及液体入量。

（三）控制感染

根据血培养和药敏结果应用抗生素。

(四)纠正器官功能紊乱

对心力衰竭、休克、凝血障碍、弥散性血管内凝血、肾衰竭和肺出血等症状，应给予相应治疗。

七、预防

(1)做好围产期的保健工作，宣传预防新生儿硬肿症的知识。

(2)避免早产、产伤和窒息等，及时治疗诱发硬肿症的各种疾病。

(3)尽早开始喂养，保证充足的热量供应。

(4)注意保暖，产房温度不宜低于 24 ℃，出生后应立即擦干皮肤，用预热的被毯包裹。有条件应将新生儿者放置暖箱中数小时，待体温稳定后再放入婴儿床中，若室温低于 24 ℃，应增加包被。极低出生体重儿生后应一直在暖箱中保温，箱温为中性温度，待体重＞1 800 g 或室温下体温稳定时，可放置于婴儿床中。

(5)在新生儿外科手术、新生儿转院及各种检查过程中应注意保暖。

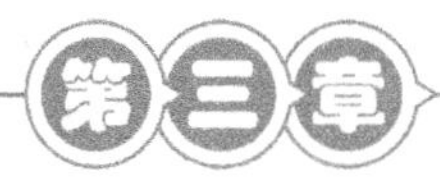

消化系统疾病

第一节　胃食管反流病

胃食管反流病是指胃内容物，包括从十二指肠流入胃的胆盐和胰酶等反流入食管甚至口咽部，分生理性和病理性两种。生理情况下，由于小婴儿食管下端括约肌发育不成熟或神经肌肉协调功能差，可出现反流，往往出现于日间餐时或餐后，又称“溢乳”。病理性反流是由于食管下端括约肌的功能障碍和(或)与其功能有关的组织结构异常，以致食管下端括约肌压力低下而出现的反流。常发生于睡眠、仰卧位及空腹时，引起一系列临床症状和并发症，即胃食管反流病。随着直立体位时间的延长和固体饮食的增多，60%患儿的症状到2岁时可自行缓解，部分患儿的症状可持续到4岁以后。脑瘫、21-三体综合征以及其他原因的发育迟缓患儿，胃食管反流病的发生率较高。

一、病因和发病机制

(一)抗反流屏障功能低下

1.食管下端括约肌压力降低

食管下端括约肌压力降低是引起胃食管反流病的主要原因。正常吞咽时食管下端括约肌反射性松弛，压力下降，通过食管蠕动推动食物进入胃内，然后压力又恢复到正常水平，并出现反应性的压力增高以防止食物反流。当胃内压和腹内压升高时，食管下端括约肌会发生反应性主动收缩使其压力超过增高的胃内压，起到抗反流作用。如因某种因素使上述正常功能发生紊乱时，食管下端括约肌的短暂性松弛即可导致胃内容物反流入食管。

2.食管下端括约肌周围组织作用减弱

例如缺少腹腔段食管，致使腹内压增高时不能将其传导至食管下端括约肌使之收缩达到抗反流的作用；小婴儿食管角（由食管和胃贲门形成的夹角）较大（正常为 30°～50°）；膈肌食管裂孔钳夹作用减弱；膈食管韧带和食管下端黏膜瓣解剖结构存在器质性或功能性病变时；胃内压、腹内压增高等，均可破坏正常的抗反流功能。

（二）食管廓清能力降低

正常情况下，食管廓清能力是依靠食管的推动性蠕动、唾液、对酸的中和作用、食物的重力和食管黏膜细胞分泌的碳酸氢盐等多种因素发挥其对反流物的清除作用，以缩短反流物和食管黏膜的接触时间。当食管蠕动减弱、消失或出现病理性蠕动时，食管清除反流物的能力下降，这样就延长了有害的反流物质在食管内的停留时间，增加了对黏膜的损伤。

（三）食管黏膜的屏障功能破坏

屏障作用是由食管黏液层、细胞内的缓冲液、细胞代谢及血液供应共同构成。反流物中的某些物质，如胃酸、胃蛋白酶以及由十二指肠反流入胃的胆盐和胰酶使食管黏膜的屏障功能受损，引起食管黏膜炎症。

（四）胃、十二指肠功能失常

胃排空能力低下，使胃内容物及其压力增加，当胃内压增高超过食管下端括约肌压力时可使食管下端括约肌开放。胃容量增加又导致胃扩张，致使贲门食管段缩短，使其抗反流屏障功能降低。十二指肠病变时，幽门括约肌关闭不全则导致十二指肠胃反流。

二、临床表现

一般情况下，除非反流的内容物到达口腔，否则反流是难以被注意的。

（一）呕吐

新生儿和婴幼儿以呕吐为主要表现。多数患儿于出生后第一周即出现呕吐，另有部分患儿于出生后 6 周内出现症状。呕吐程度轻重不一，多发生在进食后，有时在夜间或空腹时，严重者呈喷射状。呕吐物为胃内容物，有时含少量胆汁，也可表现为溢乳、反刍或吐泡沫。年长儿以反胃、反酸、嗳气等症状多见。

（二）反流性食管炎

常见症状有以下几种。

1.胃灼热

见于有表达能力的年长儿，位于胸骨下端，饮用酸性饮料可使症状加重，服用抗酸剂症状减轻。

2.咽下疼痛

婴幼儿表现为喂奶困难、烦躁、拒食；年长儿诉吞咽时疼痛，如并发食管狭窄则出现严重呕吐和持续性吞咽困难。

3.呕血和便血

食管炎严重者可发生食管糜烂或溃疡，出现呕血或黑便症状。严重的反流性食管炎可发生缺铁性贫血。

(三)Barrette 食管

由于慢性胃食管反流，食管下端的鳞状上皮被增生的柱状上皮所替代，抗酸能力增强，但更易发生食管溃疡、狭窄和腺癌。溃疡较深者可发生食管气管瘘。

(四)食管外症状

1.与胃食管反流病相关的呼吸系统疾病

(1)呼吸道感染：反流物直接或间接引发反复呼吸道感染。

(2)哮喘：反流物刺激食管黏膜感受器反射性地引起支气管痉挛而出现哮喘。部分发病早、抗哮喘治疗无效、无特应性疾病家族史的哮喘患儿更可能为胃食管反流病引起。

(3)窒息和呼吸暂停：多见于早产儿和小婴儿。原因为反流所致喉痉挛引起呼吸道梗阻，表现为皮肤青紫或苍白、心动过缓，甚至发生婴儿猝死综合征。

2.营养不良

因呕吐及食管炎引起喂食困难，而摄食不足所致。主要表现为体重不增和生长发育迟缓、贫血。

3.其他

如声音嘶哑、中耳炎、鼻窦炎、反复口腔溃疡、龋齿等。部分患儿可出现精神、神经症状，如①Sandifer 综合征：是指病理性胃食管反流患儿呈现类似斜颈样的一种特殊“公鸡头样”的姿势。此为一种保护性机制，以期保持气道通畅或减轻酸反流所致的疼痛，同时伴有杵状指、蛋白丢失性肠病及贫血。②婴儿哭吵综合征：表现为易激惹、夜惊、进食时哭闹等。

三、辅助检查

(一)食管钡餐造影

可对食管的形态、运动状况、钡剂的反流和食管与胃连接部的组织结构作出判断，并能观察到是否存在食管裂孔疝等先天性疾病，以及严重病例的食管黏膜炎症改变。

（二）食管 pH 动态监测

24 小时连续监测食管下端 pH，如有胃食管反流发生则 pH 下降。通过计算机软件分析可反映胃食管反流的发生频率、时间、反流物在食管内停留的状况，以及反流与起居活动、临床症状之间的关系，借助一些评分标准，可区分生理性和病理性反流，是目前最可靠的诊断方法。特别是用于一些症状不典型的患儿，或用于查找一些症状如咳嗽、哽噎、喘鸣、呼吸暂停的原因。还可以同时检测食管、胃双 pH，以判断食管下端 pH 不下降时的碱性胃食管反流和十二指肠胃食管反流。

（三）食管胆汁反流动态监测

应用便携式 24 小时胆红素监测仪，将监测探头经鼻孔插入，放置在食管括约肌上方，监测 24 小时，记录平卧、直立、进餐及症状发生的时间和数据，并以专用软件处理，可提示胆汁反流至食管的十二指肠胃食管反流。

（四）食管动力功能检查

应用低顺应性灌注导管系统和腔内微型传感器导管系统等测压设备，了解食管运动情况及食管下端括约肌功能。对于食管下端括约肌压力正常患儿应连续测压，动态观察食管运动功能。

（五）食管内镜检查及黏膜活检

内镜诊断及分级标准分为以下四级。①0 级：食管黏膜无异常；②Ⅰ级：黏膜点状或条状发红、糜烂、无融合现象；③Ⅱ级：黏膜有条状发红、糜烂并有融合但小于周径的 2/3；④Ⅲ级：黏膜广泛发红、糜烂融合成全周性或有溃疡。食管黏膜组织活检可发现鳞状上皮基底层细胞增生、肥厚；黏膜固有层乳头延伸进入上皮；上皮层内中性粒细胞、嗜酸性粒细胞、淋巴细胞浸润，甚至黏膜糜烂、溃疡，肉芽组织形成和（或）纤维化。

（六）胃-食管核素闪烁扫描

口服或胃管内注入含有 ^{99m}Tc 标记的液体，应用 γ 摄像系统测定食管反流量，可了解食管运动功能。

四、诊断

胃食管反流病的临床表现复杂且缺乏特异性，仅凭临床症状有时难以与其他引起呕吐的疾病相鉴别,即使发生胃食管反流也难以区分是生理性还是病理性。凡临床发现不明原因反复呕吐、咽下困难、反复发作的慢性呼吸道感染、难治性哮喘、生长发育迟缓、营养不良、原因不明的哭吵、贫血、反复出现窒息、呼吸暂停等症状时都应考虑到胃食管反流病的可能,针对不同情况,选择必要的辅助检查以明确诊断。

五、鉴别诊断

(1)贲门失弛缓症又称贲门痉挛,是指食管下端括约肌松弛障碍导致的食管功能性梗阻。婴幼儿表现为喂养困难、呕吐,重症者可伴有营养不良、生长发育迟缓。年长儿诉胸痛、胃灼热感和反胃。通过X线钡餐造影、内镜和食管测压等检查可确诊。

(2)以呕吐为主要表现的新生儿、小婴儿应排除消化道器质性病变,如肠旋转不良、先天性幽门肥厚性狭窄、肠梗阻、胃扭转等。

(3)对反流性食管炎伴并发症的患儿,必须排除由于物理性、化学性、生物性等致病因素所引起组织损伤而出现的类似症状。

六、治疗

凡诊断为胃食管反流病的患儿,特别是有并发症或影响生长发育者必须及时进行治疗。包括体位治疗、饮食治疗、药物治疗和手术治疗。

(一)体位治疗

将床头抬高30°,小婴儿的最佳体位为前倾俯卧位,但为防止婴儿猝死综合征的发生,睡眠时应采取左侧卧位。患儿在清醒状态下最佳体位为直立位和坐位,睡眠时保持左侧卧位及上体抬高以减少反流频率及反流物误吸。

(二)饮食疗法

以稠厚饮食为主,少量多餐。婴儿增加喂奶次数,缩短喂奶间隔时间;年长儿亦应少量多餐,以高蛋白低脂肪饮食为主,睡前2小时不予进食,保持胃处于非充盈状态,避免食用能够降低食管下端括约肌张力和增加胃酸分泌的食物,如酸性饮料、高脂饮食、巧克力和辛辣食品。此外还应控制肥胖,不能吸烟及避免被动吸烟。

(三)药物治疗

主要治疗原则为降低胃内容物酸度和促进上消化道动力,包括促胃肠动力药、抗酸或抑酸药、黏膜保护剂等,但使用时应注意药物的适用年龄及不良反应。

1.促胃肠动力药

能提高食管下端括约肌张力，增加食管和胃蠕动，提高食管廓清能力，促进胃排空，从而减少反流和反流物在食管内的停留时间。

(1)多巴胺受体拮抗剂：多潘立酮为选择性外周多巴胺 D_2受体拮抗剂，可增强食管蠕动和食管下端括约肌张力，增加胃窦和十二指肠运动，协调幽门收缩，促进胃排空，常用剂量为每次 0.2～0.3 mg/kg，每天 3 次，饭前半小时及睡前口服。

(2)通过乙酰胆碱起作用的药物：西沙必利，主要作用于肠肌层神经丛运动神经原的 5-羟色胺受体，增加乙酰胆碱释放，从而促进胃排空和增加食管下端括约肌压力。常用剂量为每次 0.1～0.2 mg/kg，每天 3 次，口服。莫沙必利为选择性 5-羟色胺受体激动剂，作用机制同西沙比利，化学结构有所改进，无严重心律失常等心脏不良反应。

2.抗酸和抑酸药

主要作用为抑制酸分泌、中和胃酸以减少反流物对食管黏膜的损伤，提高食管下端括约肌张力。

(1)抑酸药：H_2受体拮抗剂如西咪替丁、雷尼替丁、法莫替丁、尼扎替丁；质子泵抑制剂如奥美拉唑、兰索拉唑、埃索美拉唑等，可依据年龄特点选择使用。

(2)中和胃酸药：如氢氧化铝凝胶，多用于年长儿。

3.黏膜保护剂

硫糖铝、硅酸铝盐、磷酸铝等。

4.外科治疗

及时采用体位、饮食、药物等治疗方法后，大多数患儿症状能明显改善或痊愈。具有下列指征可考虑外科手术：①内科治疗 6～8 周无效，有严重并发症(消化道出血、营养不良、生长发育迟缓)。②严重食管炎伴溃疡、狭窄或发现有食管裂孔疝者。③有严重的呼吸道并发症，如呼吸道梗阻、反复发作吸入性肺炎或窒息、伴支气管肺发育不良者。④合并严重神经系统疾病。手术治疗的目的是加强食管下括约肌的功能。

第二节 胃炎和消化性溃疡

一、胃炎

胃炎是指由各种物理性、化学性或生物性有害因子引起的胃黏膜或胃壁炎性病变。根据病程分急性和慢性两种，后者发病率高。

（一）病因和发病机制

1.急性胃炎

多为继发性，是由严重感染、休克、颅内损伤、严重烧伤、呼吸衰竭和其他危重疾病所致的应激反应（又称急性胃黏膜损伤、急性应激性黏膜病变）。误服毒性物质和腐蚀剂、摄入由细菌及其毒素污染的食物、服用对胃黏膜有损害的药物（如阿司匹林等非甾体类抗炎药）、食物过敏、胃内异物、情绪波动、精神紧张和各种因素所致的变态反应等均能引起胃黏膜的急性炎症。

2.慢性胃炎

是有害因子长期反复作用于胃黏膜引起损伤的结果，儿童慢性胃炎中以浅表性胃炎最常见，占90％～95％，萎缩性胃炎极少。病因迄今尚未完全明确，可能与下列因素有关。

（1）感染：已证实幽门螺杆菌的胃内感染是胃炎的主要病因，在活动性、重度胃炎中幽门螺杆菌检出率很高。慢性胃炎的家族聚集倾向也表明了幽门螺杆菌在家族成员间的传播。

（2）胆汁反流：各种原因引起的胃肠道动力异常，十二指肠胃反流，反流的胆盐破坏了胃黏膜对离子的屏障功能，使得胃液中的氢离子得以反弥散进入胃黏膜引起炎症。

（3）长期食（服）用刺激性食物和药物：如粗糙、过硬、过冷、过热、辛辣的食物；经常暴饮、暴食、饮浓茶、咖啡；服用阿司匹林等非甾体抗炎药及类固醇激素类药物。

（4）精神因素：持续精神紧张、压力过大，可使消化道激素分泌异常。

（5）全身慢性疾病的影响：如慢性肾炎、尿毒症、重症糖尿病、肝胆系统疾病、类风湿关节炎、系统性红斑狼疮等。

（6）其他因素：如环境、遗传、免疫、营养等因素均与本病有关。

(二)临床表现

1.急性胃炎

发病急骤,轻者仅有食欲缺乏、腹痛、恶心、呕吐,严重者可出现呕血、黑便、脱水、电解质及酸碱平衡紊乱。有感染者常伴有发热等全身中毒症状。

2.慢性胃炎

常见症状为反复发作、无规律性的腹痛,疼痛经常出现于进食过程中或餐后,多数位于上腹部、脐周,部分患儿部位不固定。轻者为间歇性隐痛或钝痛,严重者为剧烈绞痛。常伴有食欲缺乏、恶心、呕吐、腹胀等症状,继而影响营养状况及生长发育。胃黏膜糜烂出血者伴呕血、黑便。

(三)辅助检查

1.胃镜检查

为最有价值、安全、可靠的诊断手段。可直接观察胃黏膜病变及其程度,可见黏膜广泛充血、水肿、糜烂、出血,有时可见黏膜表面的黏液斑或反流的胆汁。幽门螺杆菌感染时,还可见到胃黏膜微小结节形成(又称胃窦小结节或淋巴细胞样小结节增生)。同时可取病变部位组织进行幽门螺杆菌和病理学检查。

2.幽门螺杆菌检测

(1)胃黏膜组织切片染色与培养:幽门螺杆菌培养需在微氧环境下用特殊培养基进行,3～5天可出结果,是最准确的诊断方法。

(2)尿素酶试验:尿素酶试剂中含有尿素和酚红,幽门螺杆菌产生的酶可分解其中的尿素产生氨,后者使试剂中的pH上升,从而使酚红由棕黄色变成红色。将活检胃黏膜放入上述试剂(滤纸片)中,如胃黏膜含有幽门螺杆菌则试剂变为红色,此法快速、简单,特异性和敏感性可达80%以上。

(3)血清学检测抗幽门螺杆菌抗体:抗体可在清除了幽门螺杆菌几个月后仍保持阳性,限制了其诊断意义。

(4)核素标记尿素呼吸试验:让患儿口服一定量核素^{13}C标记的尿素,如果患儿消化道内含有幽门螺杆菌,则幽门螺杆菌产生的尿素酶可将尿素分解产生的$^{13}CO_2$由肺呼出。通过测定呼出气体中^{13}C含量即可判断胃内幽门螺杆菌感染的有无及程度。

(四)病理

1.急性胃炎

表现为上皮细胞变性、坏死,固有膜大量中性粒细胞浸润,无或极少有淋巴细胞、浆细胞，腺体细胞呈不同程度变性坏死。

2.慢性胃炎

浅表性胃炎见上皮细胞变性，小凹上皮细胞增生，固有膜主要为淋巴细胞、浆细胞浸润。萎缩性胃炎主要为固有腺体萎缩、肠腺化生及炎症细胞浸润。

(五)诊断和鉴别诊断

1.诊断

根据病史、体检、临床表现、胃镜检查和病理学检查，基本可以确诊。

2.鉴别诊断

由于引起儿童腹痛的病因很多，急性发作的腹痛必须注意与外科急腹症、肝、胆、胰、肠等腹内脏器的器质性疾病，以及腹型过敏性紫癜相鉴别。慢性反复发作的腹痛应与消化性溃疡、嗜酸性粒细胞胃肠炎、肠道寄生虫、肠痉挛等疾病鉴别。

(1)肠蛔虫症：常有不固定腹痛、偏食、异食癖、恶心、呕吐等消化功能紊乱症状，有时出现全身过敏症状。往往有吐、排虫史，粪便查找虫卵、驱虫治疗有效等可协助诊断。随着卫生条件的改善，肠蛔虫症在我国已经大为减少。

(2)肠痉挛：婴儿多见，可出现反复发作的阵发性腹痛，腹部无异常体征，排气、排便后可缓解。

(3)嗜酸性粒细胞胃肠炎：嗜酸性粒细胞胃肠炎是嗜酸性粒细胞在胃肠黏膜浸润所致的胃肠疾病。其中黏膜型与本病相似，但按一般胃炎治疗效果不佳。

(4)心理因素所致功能性(再发性)腹痛：是一种常见的儿童期身心疾病。原因不明，与情绪改变、生活事件、家庭成员过度焦虑等有关。表现为弥漫性的、发作性的腹痛，持续数十分钟或数小时后自行缓解，可以伴有恶心、呕吐等症状。临床和辅助检查往往无阳性发现。

(六)治疗

1.急性胃炎

去除病因，积极治疗原发病，避免服用一切刺激性食物和药物，及时纠正水、电解质紊乱。有上消化道出血者应卧床休息，保持安静，监测生命体征及呕血与黑便情况。静脉滴注抑酸剂，口服胃黏膜保护剂，可用局部黏膜止血的方法。细菌感染者应用有效抗生素。

2.慢性胃炎

(1)去除病因，积极治疗原发病。

(2)饮食治疗:养成良好的饮食习惯和生活规律。饮食定时定量,避免服用刺激性食品和对胃黏膜有损害的药物。

(3)药物治疗。①黏膜保护剂:如次碳酸铋、硫糖铝、蒙脱石粉剂等。②H_2受体拮抗剂:常用西咪替丁、雷尼替丁、法莫替丁等。③胃肠动力药:腹胀、呕吐或胆汁反流者加用多潘立酮、西沙必利、莫沙必利等。④有幽门螺杆菌感染者应进行规范的抗幽门螺杆菌治疗(见消化性溃疡病治疗)。药物治疗时间视病情而定。

二、消化性溃疡

消化性溃疡是指胃和十二指肠的慢性溃疡,也可发生在与酸性胃液相接触的其他胃肠道部位。各年龄阶段儿童均可发病,以学龄儿童多见。婴幼儿多为急性、继发性溃疡,常有明确的原发疾病,胃溃疡和十二指肠溃疡发病率相近。年长儿多为慢性、原发性溃疡,以十二指肠溃疡多见,男孩多于女孩,可有明显的家族史。

(一)病因和发病机制

原发性消化性溃疡的病因与诸多因素有关,确切发病机制至今尚未完全阐明,目前认为溃疡的形成是由于对胃和十二指肠黏膜有损害作用的侵袭因子(胃酸、胃蛋白酶、胆盐、药物、微生物及其他有害物质)与黏膜自身的防御因素(黏膜屏障、黏液重碳酸盐屏障、黏膜血流量、细胞更新、前列腺素等)之间失去平衡的结果。一般认为,胃酸增加对十二指肠溃疡的意义较大,而组织防御机制减弱对胃溃疡有更重要的意义。

1.胃酸和胃蛋白酶的侵袭力

胃酸和胃蛋白酶是对胃和十二指肠黏膜产生侵袭作用的主要因素。十二指肠溃疡患儿基础胃酸、壁细胞数量及壁细胞对刺激物质的敏感性均高于正常人,且胃酸分泌的正常反馈抑制机制亦发生缺陷,故酸度增高是形成溃疡的重要原因。新生儿出生后1～2天胃酸分泌高,与成人相同;出生后4～5天时下降,以后又逐渐增高,故出生后2～3天亦可发生原发性消化性溃疡,因胃酸分泌随年龄而增加,因此年长儿消化性溃疡的发病率较婴幼儿高。

2.胃和十二指肠黏膜的防御功能

决定胃黏膜抵抗损伤能力的因素包括黏膜血流、上皮细胞的再生、黏液分泌和黏膜屏障的完整性。在各种攻击因子的作用下,黏膜血液循环及上皮细胞的分泌与更新受到影响,屏障功能受损,发生黏膜缺血、坏死而形成溃疡。

3.幽门螺杆菌感染

有调查表明 80%以上十二指肠溃疡与 50%以上的胃溃疡患儿存在幽门螺杆菌感染,幽门螺杆菌被根除后溃疡的复发率即下降,说明幽门螺杆菌在溃疡病发病机制中起重要作用。

4.遗传因素

消化性溃疡的发生具有遗传因素的证据,部分患儿有家族史,消化性溃疡患儿同胞的患病率比一般人群分别高 1.8 和 2.6 倍,单卵双胎发生溃疡的一致性也较高,O 型血的人十二指肠溃疡发病率较其他血型的人高;2/3 的十二指肠溃疡患儿家族成员血清胃蛋白酶原升高,但其家族史也可能与幽门螺杆菌感染的家族聚集倾向有关。

5.其他

精神创伤、中枢神经系统病变、外伤、手术后、饮食习惯不当(如食用过冷、油炸食品)、气候因素、服用对胃黏膜有刺激性的药物(如非甾体抗炎药、类固醇激素)等均可降低胃黏膜的防御能力,引起胃黏膜损伤。

继发性溃疡是由于全身疾病引起的胃、十二指肠黏膜局部损害。见于各种危重疾病所致的应激反应。

(二)病理

十二指肠溃疡好发于球部,偶尔位于球后以下的部位称球后溃疡,多为单发,也可多发。胃溃疡多发生在胃窦、胃窦-胃体交界的小弯侧,少数可发生在胃体、幽门管内。溃疡大小不等,深浅不一,胃镜下观察呈圆形、不规则圆形或线形,底部有灰白苔,周围黏膜充血、水肿。十二指肠球部因黏膜充血、水肿,或因多次复发后纤维组织增生和收缩而导致球部变形,有时出现假憩室。胃和十二指肠同时有溃疡时称复合溃疡。光镜下溃疡的基底可分 4 层:①急性炎性渗出物:由白细胞、红细胞和纤维蛋白组成。②嗜酸性坏死层:为无组织结构的坏死物。③肉芽组织:含丰富的血管和结构组织的各种成分。④瘢痕组织。

(三)临床表现

由于溃疡在各年龄阶段的好发部位、类型和演变过程不同,临床症状和体征也有所不同,年龄越小,症状越不典型,不同年龄阶段患儿的临床表现有各自的特点。

1.新生儿期

继发性溃疡多见,常见原发病有:早产、出生窒息致缺血缺氧、败血症、低血糖、呼吸窘迫综合征和中枢神经系统疾病等，常表现为急性起病、呕血、黑便，出生后 2～3 天亦可发生原发性溃疡。

2.婴儿期

继发性溃疡多见，发病急，首发症状可为消化道出血和穿孔。原发性溃疡以胃溃疡多见，表现为食欲差、呕吐、进食后啼哭、腹胀、生长发育迟缓，也可表现为呕血、黑便。

3.幼儿期

胃和十二指肠溃疡发病率相等，常见进食后呕吐，间歇发作脐周及上腹部疼痛，烧灼感少见，夜间及清晨痛醒，可发生呕血、黑便甚至并发穿孔。

4.学龄前及学龄期

以原发性十二指肠溃疡多见，主要表现为反复发作脐周及上腹部胀痛、烧灼感，饥饿时或夜间多发。严重者可出现呕血、黑便、贫血。并发穿孔时疼痛剧烈并放射至背部或左右上腹部。也有仅表现为贫血，少数患儿表现为无痛性黑便、晕厥，甚至休克。

(四)并发症

主要为出血、穿孔和幽门梗阻，常可伴发缺铁性贫血。消化道出血可以是患儿消化性溃疡的首发症状，重症者可出现失血性休克。如溃疡穿孔至腹腔或邻近器官，可出现腹膜炎、胰腺炎等；如炎症和水肿较广泛，可出现急、慢性幽门梗阻。

(五)辅助检查

(1)消化道出血相关的实验室检查：如血常规示失血性贫血、便潜血试验阳性等。

(2)上消化道内镜检查：是诊断消化性溃疡准确率最高的方法。内镜观察不仅能准确诊断溃疡大小、周围炎症的轻重、溃疡表面有无血管暴露，同时又可采取黏膜活检做病理组织学和细菌学检查，还可以在内镜下控制活动性出血。内镜下溃疡可呈圆形或椭圆形病灶，边界清楚，中央有灰白色苔状物，可分为活动期、愈合期和瘢痕期，其中每个病期又可分为 1～2 个阶段。

(3)胃肠 X 线钡餐造影：虽然应用较广泛，但此诊断手段不够敏感和特异。①直接征象：发现胃和十二指肠壁龛影可确诊；②间接征象：溃疡对侧切迹，十二指肠球部痉挛、畸形对本病有诊断参考价值。因儿童溃疡浅表，钡餐通过快，故检出率较成人低，且假阳性率较高，气钡双重对比造影效果较佳。

(4)幽门螺杆菌检测。

(六)诊断和鉴别诊断

1.诊断

儿童消化性溃疡的症状和体征不如成人典型,故对出现剑突下有烧灼感或饥饿痛;反复发作、进食后缓解的上腹痛,夜间及清晨症状明显;与饮食有关的呕吐;粪便潜血试验阳性的贫血患儿;反复胃肠不适,且有溃疡病尤其是十二指肠溃疡家族史者;原因不明的呕血、便血等症状,均应警惕消化性溃疡的可能性,及时进行内镜检查,尽早明确诊断。

2.鉴别诊断

以下症状应与其他疾病鉴别。

(1)腹痛:应与肠痉挛、蛔虫症、腹内脏器感染、结石、腹型过敏性紫癜等疾病鉴别。

(2)呕血:新生儿和小婴儿呕血可见于新生儿自然出血症、食管裂孔疝等;年长儿需与肝硬化致食管静脉曲张破裂及全身出血性疾病鉴别,有时还应与咯血相鉴别。

(3)便血:消化性溃疡出血多为柏油样便,鲜红色便仅见于大量出血者。应与肠套叠、梅克尔憩室、息肉、腹型过敏性紫癜及血液病所致出血鉴别。

(七)治疗

目的是缓解和消除症状、促进溃疡愈合、防止复发并预防并发症。

1.一般治疗

培养良好的生活习惯,饮食定时定量,避免过度疲劳及精神紧张,消除有害因素如避免食用刺激性、对胃黏膜有损害的食物和药物。如有出血时,应积极监护治疗,以防止发生失血性休克。应监测生命体征如血压、心率及末梢循环。禁食同时注意补充足够血容量。消化道局部止血(如喷药、胃镜下硬化、电凝治疗)及全身止血。失血严重时应及时输血。

2.药物治疗

原则为抑制胃酸分泌和中和胃酸、强化黏膜防御能力、抗幽门螺杆菌治疗。

(1)抑制胃酸是消除侵袭因素的主要途径。①H_2受体拮抗剂:可直接抑制组胺、阻滞乙酰胆碱分泌,达到抑酸和加速溃疡愈合的目的。可用西咪替丁,每天 10～15 mg/kg,分 4 次于饭前 10～30 分钟口服,或分每天分 1～2 次静脉滴注;雷尼替丁,每天 3～5 mg/kg,每 12 小时 1 次,或每晚 1 次口服,或每天分 2～

3 次静脉滴注，疗程均为 4～8 周；法莫替丁，0.9 mg/kg，睡前 1 次口服，或 1 次/天(严重者每 12 小时 1 次)静脉滴注，疗程 2～4 周。②质子泵抑制剂：作用于胃黏膜壁细胞，降低壁细胞中的 H^+-K^+-ATP 酶活性，抑制 H^+ 从细胞质内转移到胃腔而抑制胃酸分泌。常用奥美拉唑，剂量为每天 0.6～0.8 mg/kg，清晨顿服，疗程2～4 周。③中和胃酸的抗酸剂：起缓解症状和促进溃疡愈合的作用。

(2)胃黏膜保护剂。①硫糖铝：在酸性胃液中与蛋白形成大分子复合物，凝聚成糊状物覆盖于溃疡表面起保护作用，还可增强内源性前列腺素合成，促进黏膜释放前列腺素。常用剂量为每天 10～25 mg/kg，分 4 次口服，疗程 4～8 周。②枸橼酸铋钾：在酸性环境中沉淀，与溃疡面的蛋白质结合，覆盖其上形成一层凝固的隔离屏障，促进前列腺素分泌。铋剂还具有抗幽门螺杆菌的作用。枸橼酸铋钾剂量为每天 6～8 mg/kg，分 3 次口服，疗程 4～6 周。本药可导致神经系统不可逆损害和急性肾衰竭等不良反应，长期大剂量应用时应谨慎，最好进行血铋监测。

(3)抗幽门螺杆菌治疗。有幽门螺杆菌感染的消化性溃疡，需用抗菌药物治疗。临床常用的药物有：①枸橼酸铋钾；②阿莫西林 50 mg/(kg·d)；③克拉霉素 15～20 mg/(kg·d)；④甲硝唑 20～30 mg/(kg·d)；⑤呋喃唑酮 5～10 mg/(kg·d)，分3 次口服。目前多主张联合用药，即以质子泵抑制剂为中心的“三联”药物方案：质子泵抑制剂＋上述抗生素中的 2 种，持续 1～2 周；以铋剂为中心的“三联”“四联”药物治疗方案：枸橼酸铋钾 4～6 周＋2 种抗生素(阿莫西林 4 周、克拉霉素 2 周、甲硝唑 2 周、呋喃唑酮 2 周)，或同时＋H_2受体拮抗剂 4～8 周。

3.手术治疗

消化性溃疡一般无须手术治疗。但如有以下情况，应根据个体情况考虑手术治疗。

(1)溃疡合并穿孔。

(2)难以控制的出血，失血量大，48 小时内失血量超过血容量的 30%。

(3)有幽门完全梗阻，经胃肠减压等保守治疗 72 小时仍无改善。

(4)慢性难治性疼痛。

第三节　炎症性肠病

炎症性肠病是指原因不明的1组非特异性慢性胃肠道炎症性疾病，包括溃疡性结肠炎、克罗恩病和未定型结肠炎。近年来，儿童炎症性肠病发病率有上升趋势，严重影响着本病患儿的生长发育和生活质量。炎症性肠病特别是克罗恩病多在青少年期起病，据统计20%～30%炎症性肠病在儿童期就被诊断。炎症性肠病患儿的临床表现多以初发型为主，发病年龄越小，症状越严重。

一、病因和发病机制

炎症性肠病病因与发病机制至今仍未完全明确，但公认是由遗传、环境及免疫等多种因素综合作用的结果。目前认为其发病机制是由大量肠道细菌诱发的过度肠黏膜免疫反应，在具有遗传易感性的人群中导致肠黏膜损伤。

(一)遗传因素

流行病学资料表明，本病发病呈明显种族差异和家族聚集性。不同种族人群中炎症性肠病发病率存在较大差异，其中白种人发病率最高，其次为美洲黑人，亚洲人发病率最低。随着免疫学、遗传学、分子生物学的迅速发展，特别是全基因组关联研究、基因芯片等技术的应用，目前已经发现多达40个基因位点与克罗恩病易感性有关，至少17个基因位点与溃疡性结肠炎易感性有关。

(二)环境因素

工业化国家儿童炎症性肠病的发病率高于非工业化国家，城市儿童的发病率高于农村和山区，迁居欧美的亚洲移民及其后代的炎症性肠病易感性明显增加，提示各种环境因素如感染、吸烟、饮食、肠道菌群、居住地气候等均可能参与了炎症性肠病的发病。

(三)免疫因素

肠黏膜上皮细胞、基质细胞、肥大细胞、内皮细胞等与免疫细胞相互作用，调节肠黏膜免疫的动态平衡，维持肠黏膜结构的稳定。上述的相互作用一旦失调，即可造成组织损伤和慢性炎症，导致炎症性肠病发生。中性粒细胞、巨噬细胞、T细胞和B细胞等免疫细胞释放的抗体、细胞因子和炎症介质均可引起组织破坏和炎性病变。

二、病理

溃疡性结肠炎主要累及结肠及直肠，偶尔累及回肠末端，亦可累及阑尾，极少累及上消化道。病变呈弥漫性、连续性分布，多位于黏膜层，浆膜层无明显异常。镜下为非特异性炎症，多局限于黏膜层及黏膜下层，固有层内可见淋巴细胞、浆细胞、单核细胞浸润。急性期常伴有大量中性粒细胞及嗜酸性粒细胞浸润。腺体破坏是该病的重要特征，肠黏膜隐窝处多见隐窝脓肿形成，腺体上皮细胞坏死、腺体破坏，同时杯状细胞减少，潘氏细胞化生、腺上皮增生，核分裂增多。

克罗恩病可侵犯整个消化道，最常累及回肠末端，病变呈节段性分布。镜下可见单核细胞、浆细胞、嗜酸性粒细胞、肥大细胞、中性粒细胞等急、慢性炎症细胞浸润肠壁全层；有时形成裂隙样溃疡，上皮样细胞及多核巨细胞形成非干酪样坏死性肉芽肿；黏膜下层水肿，淋巴管、血管扩张，部分血管周围可见粗大、扭曲的神经纤维；神经节细胞增生，伴有纤维组织增生。

三、临床表现

溃疡性结肠炎和克罗恩病的共同临床特征：两者多呈亚急性或慢性起病，也有部分以急性暴发型起病者。均可表现有腹胀、腹痛、腹泻；大便呈黏液稀便、黏膜脓便或脓血便，甚至血水样便，可伴有里急后重。可有不同程度发热及各种肠外表现，如关节炎、强直性脊柱炎、皮疹、虹膜睫状体炎等。病程较长或反复发作对患儿营养和生长发育造成很大影响。两者都可能有肠出血、肠狭窄、肠梗阻、肠穿孔等并发症。

溃疡性结肠炎和克罗恩病的不同临床特点：克罗恩病患儿因常累及回盲部，腹痛多在右下腹，多表现为绞痛或痉挛性锐痛，呈阵发性发作，绞痛多发生在餐后。可以出现便秘与腹泻交替现象。因为累及小肠的消化吸收功能，对生长发育影响更明显。早期容易误诊为阑尾炎，迁延发展过程又容易误诊为肠结核。与成人不同，克罗恩病患儿因病程短，很少有腹部包块形成，但可有肛周病变，包括肛门直肠周围瘘管、脓肿形成；肛裂及皮赘等病变。溃疡性结肠炎患儿的肠道损害多先出现在远端结肠和乙状结肠，因此腹痛多在左下腹，以持续性隐痛或钝痛为主要特征，腹泻后腹痛可缓解。大便多呈黏液或脓血样，甚至血水样便，伴里急后重多见，容易误诊为痢疾或感染性结肠炎。克罗恩病与溃疡性结肠炎鉴别见表 3-1。

表 3-1 克罗恩病与溃疡性结肠炎的鉴别

鉴别点	克罗恩病(CD)	溃疡性结肠炎(UC)
病变范围	全消化道	主要在结肠
病变特点	跳跃式	连续性
病变累及深度	全层,不对称	黏膜和黏膜下层,环周
内镜特征	纵行深溃疡,肉芽	弥漫性浅溃疡,假息肉
并发症	梗阻、瘘管、出血、营养吸收障碍、全身多脏器受累	出血、结肠扩张(巨结肠)、癌变、狭窄
预后	差	相对好
对治疗的反应	可控制,不可治愈	可控制,可治愈
治疗难度	大	较大

四、辅助检查

(一)实验室检查

包括全血细胞计数、红细胞沉降率、C反应蛋白、血清清蛋白等。活动期白细胞计数可升高,C反应蛋白可升高,红细胞沉降率可加快。严重或病情持续病例血清清蛋白下降。粪便常规与培养对非炎症性肠病的肠道感染可起鉴别作用。血清标志物:抗中性粒细胞胞质抗体和抗酿酒酵母抗体分别为溃疡性结肠炎和克罗恩病的相对特异性抗体,有助丁溃疡性结肠炎和克罗恩病的诊断和鉴别诊断。

(二)胃肠道内镜检查

疑似炎症性肠病患儿就诊时均应行完善全面的内镜检查及活检,包括食管胃十二指肠镜和结肠镜检。小肠镜检查对发生在小肠的克罗恩病有独特的诊断价值。镜下改变及病理结果见表 3-2。胶囊内镜亦可用于观察年长儿小肠克罗恩病,但缺点是不能做活体组织检查。

表 3-2 炎症性肠病的内镜和组织学表现

	克罗恩病	溃疡性结肠炎
内镜(胃镜/肠镜)	溃疡(阿弗他、线形、裂隙状)	溃疡
	鹅卵石样改变	红斑
	狭窄	血管纹理模糊
	瘘管	质脆

续表

	克罗恩病	溃疡性结肠炎
	口腔或肛周病变	自发性出血
	跳跃性病变	持续性病变(从直肠到近端结肠)
	节段性分布	假性息肉
组织学	累及黏膜下层或全层	累及黏膜层
	隐窝扭曲、变形	隐窝扭曲、变形
	隐窝脓肿	隐窝脓肿
	溃疡	杯状细胞减少
	肉芽肿(非干酪样、非黏液性)	黏液性肉芽肿(罕见)
	局部病变、灶性分布	连续性分布

(三)X线钡剂灌肠检查

胃肠钡剂造影和气钡双重造影可显示炎症性肠病病变,以及肠管的狭窄、僵硬和内瘘。克罗恩病时可见黏膜呈鹅卵石样改变、溃疡、小肠袢分离、病变呈跳跃性节段性分布。

(四)腹部CT扫描

可以发现节段性肠壁增厚(肠壁>3 mm);肠壁强化显示为多层,或肠壁分为两层伴有显著黏膜强化和黏膜下低密度现象;肠系膜血管呈扭曲、扩张、增多;肠系膜淋巴结肿大;并发症如瘘管、窦道、脓肿、肠穿孔、狭窄等。

(五)MRI或MRI双重造影

以气体和等渗液体扩张肠道,并静脉注射钆剂增强,使肠腔内、肠壁和肠腔外的结构得以显示。MRI具有极好的对比、多平面成像和无辐射等特点,在儿童克罗恩病的诊断中得到越来越多的应用。

五、诊断和鉴别诊断

1.诊断

对于腹痛、腹泻、便血和体重减轻等症状持续4周以上,或6个月内类似症状反复发作2次以上的患儿,临床上应高度怀疑炎症性肠病,结合患儿的肠外表现、实验室检查、内镜检查、病理检查、影像学检查等作出诊断。

2.鉴别诊断

由于本病治疗上的特殊性,需与下述疾病相鉴别。

(1)肠结核:回盲部肠结核与克罗恩病鉴别相当困难。肠镜下两病无特征性区别,一般来说,纵行溃疡多见于克罗恩病,而横向溃疡多见于结核。肠结核不常见瘘管及肛周病变。对鉴别有困难者,建议先行诊断性抗结核治疗。

(2)急性阑尾炎:起病急,病史短,腹泻少见,常有转移性右下腹痛,血常规白细胞计数增高更为显著。

(3)其他:如慢性细菌性痢疾、阿米巴肠炎、出血坏死性肠炎、腹型过敏性紫癜、白塞病、肠道淋巴瘤等,在鉴别诊断中亦需考虑。

六、治疗

儿童炎症性肠病治疗目标与成人一致:诱导并维持临床缓解及黏膜愈合,防治并发症,改善患儿生存质量,并尽可能减少对患儿生长发育的不良影响。

(一)营养支持

炎症性肠病患儿的发病高峰年龄是儿童生长发育的关键时期,除了生长发育对营养物质的需求量增加之外,患儿常有食欲下降、对营养物质吸收障碍和丢失增多等表现,营养治疗是炎症性肠病治疗的重要措施之一。在轻中度儿童克罗恩病的诱导缓解中,尤其强调营养治疗的重要性。有研究显示全肠内营养甚至可以取代激素治疗。

(二)药物治疗

1.氨基水杨酸类药物

5-氨基水杨酸是临床治疗炎症性肠病并预防其复发最常用的药物之一,具有抑制局部炎症、清除自由基和抑制免疫反应等作用。儿童 5-氨基水杨酸类药物常用剂量为:艾迪莎(美沙拉嗪缓释颗粒剂)每天 20～30 mg/kg,分 2～3 次服用;颇得斯安(由乙基纤维素制成包被的美沙拉嗪控释微小胶囊剂)每天 30～50 mg/kg,分 2～3 次服用;安萨科(Eudragit-S 包裹的美沙拉嗪制剂)每天 30～50 mg/kg,分 2～3 次使用。5-氨基水杨酸口服和(或)直肠给药,是目前轻中度溃疡性结肠炎患儿诱导缓解及维持治疗的一线药物。5-氨基水杨酸用于克罗恩病患儿的诱导及缓解治疗尚存争议。目前认为,对于轻度或轻中度回肠克罗恩病、回结肠克罗恩病及结肠克罗恩病的患儿可选择 5-氨基水杨酸,剂量与溃疡性结肠炎患儿相同。

2.糖皮质激素(简称激素)

可以通过降低毛细血管通透性,稳定细胞膜,减少白三烯、前列腺素及血栓素等炎症因子的释放,抑制炎症反应,从而缓解临床症状,有效控制急性活动性炎症。一般适用于炎症性肠病急性发作期且足量5-氨基水杨酸治疗无效时，通常不用于维持缓解治疗。儿童泼尼松口服从高剂量开始，每天40～60 mg，症状改善后，逐渐减少用量，直到彻底停药。其他还可采用氢化可的松每天10 mg/kg或甲泼尼松龙每天1～1.5 mg/kg静脉注射。炎症性肠病患儿不宜长期接受激素治疗，部分患儿对激素有依赖性，逐渐减量时，有些患儿的症状会复发，尤其是发病早的患儿。

3.免疫调节剂

临床常用硫代嘌呤包括6-巯基嘌呤，硫唑嘌呤、甲氨蝶呤、钙依赖磷酸酶抑制剂(环孢素用于溃疡性结肠炎，他克莫司用于克罗恩病)等。硫代嘌呤能减少克罗恩病患儿术后临床和内镜检查复发，但起效较慢，不作为急性治疗用药，初次给药3个月左右见效。因此中重度克罗恩病患儿治疗早期即应考虑该药的应用。硫代嘌呤和甲氨蝶呤适用于以下情况。

(1)氨基水杨酸类难以维持缓解。

(2)氨基水杨酸及激素类药物治疗无效或效果不佳。

(3)克罗恩病复发激素治疗后替代用药，用于激素依赖病例的维持缓解及激素撤药。

(4)减轻或消除炎症性肠病激素依赖。

(5)瘘管治疗首选。

硫唑嘌呤剂量1.5～2.0 mg/(kg·d)，6-巯基嘌呤剂量为0.75～1.50 mg/(kg·d)。常见的不良反应有骨髓抑制、肝功能损害和胰腺炎等。所以初次用药一般从1/3或半量开始，4周左右逐渐增加到足剂量，期间需监测血常规和肝功能。

4.生物治疗

研究认为炎症性肠病患儿的TNF-α表达水平增高在疾病过程中起重要作用，故针对TNF-α表达过程的生物治疗，如英夫利昔单抗(肿瘤坏死因子单克隆抗体)已应用于临床，其效果已获得大量临床研究证实，认为是目前诱导和维持缓解克罗恩病最有效的药物。英夫利昔单抗适用于以下情况。①常规激素或免疫抑制药物治疗无效的中重度活动性克罗恩病或溃疡性结肠炎患儿。②传统治疗如抗生素、外科引流和(或)免疫抑制药物治疗无效的瘘管型克罗恩病患儿。

本品用于炎症性肠病患儿的初始剂量为5 mg/kg，在第零、二、六周给予作为诱导缓解；3剂无效者不再继续使用本品。有效者随后每隔8周给予相同剂量作为长程维持治疗。目前尚无足够资料提出何时可以停用英夫利昔单抗。英夫利昔单抗的不良反应为可增加感染、肿瘤和免疫反应的发生率。

5.抗生素

甲硝唑和环丙沙星为克罗恩病治疗中最常用的抗生素。有严重感染者(并发有腹腔、盆腔脓肿)应给予广谱抗生素积极抗感染治疗。

(1)甲硝唑用法:15 mg/(kg·d),每天 2 次。

(2)环丙沙星用法:20 mg/(kg·d),每天 2 次,最大剂量 400 mg/d。

6.其他

还有将益生菌、沙利度胺等用于本病治疗的报道。沙利度胺(反应停)具有免疫抑制和免疫刺激的双重作用,能抑制单核细胞产生 TNF-α 及 IL-12,改变黏附分子的水平,从而影响炎症组织的白细胞外渗并抑制炎性反应,此外还具有抗血管生成及抑制氧自由基等作用。

(三)手术治疗

1.急诊手术

当炎症性肠病患儿出现危及生命的并发症(如肠穿孔、顽固性出血或中毒性巨结肠),而药物治疗无效时应及时手术。

2.择期手术

内科治疗后症状顽固不缓解、长期药物治疗不能耐受者,或者出现难治性瘘管和窦道等情况时。

(四)心理辅导

炎症性肠病患儿常伴有情绪低落、抑郁、自我评价降低等心理问题,进而影响其社会功能。长期疾病的困扰、激素治疗的不良反应、生长发育迟缓及青春期延迟对儿童青少年心理均可产生较大的影响。因此在积极治疗原发病的同时,应尽量减轻患儿的心理负担,必要时寻求心理科医师的帮助。

儿童炎症性肠病治疗需要一个专业的治疗团队协同完成,包括儿科、儿外科、营养科、心理科、专业护理科(如瘘管的特殊护理)以及成人消化科(后继治疗)医师等。在这个专业团队的共同努力下,才能确保炎症性肠病患儿的预后达到最佳效果。

第四节　肠　套　叠

肠套叠是指一部分肠管及其肠系膜套入与其相连的肠腔内，并导致肠内容物通过障碍，主要症状包括腹痛(患儿阵发性哭闹)、呕吐、腹胀、腹部腊肠样包块、粉红色、果酱样或血性大便等。临床上常见的是急性肠套叠，慢性肠套叠一般为继发性。急性肠套叠最多见于婴儿期，以4～10个月婴儿多见，2岁以后随年龄增长发病逐年减少。肠套叠一年四季均有发病，以春末夏初发病率最高，可能与上呼吸道感染及病毒感染有关。肠套叠在我国发病率较高，占婴儿肠梗阻的首位。在大多数婴儿中，肠套叠是由回肠通过回盲瓣套入盲肠引起的。由于肠套叠限制了相应肠段的血液供应，如果不能及时缓解，就会引起血运障碍甚至发生肠穿孔，同时未经治疗的肠套叠很可能是致命的。

一、病因和发病机制

肠套叠发病原因尚不十分明确，目前可分为原发性和继发性两大类。

(一)原发性(急性)肠套叠

可能与小儿胃肠功能发育不健全、饮食改变(如添加辅食时间过早、早期添加量过大)、肠道感染等多种原因有关。末端回肠淋巴组织增生可导致发病，因小儿回盲部系膜固定不完善，移动度较大，易引起复杂性肠套叠；且该部位血供差，容易较早期发生肠壁缺血坏死。另外，已有研究认为轮状病毒与肠套叠有密切关系，由肠道病毒感染引起的肠蠕动不协调及功能紊乱均可引发肠套叠。

(二)继发性(慢性)肠套叠

少部分病例为继发性肠套叠，多见于3岁以上，多有明显的机械因素，如梅克尔憩室、腹型过敏性紫癜所致的肠壁水肿、肿瘤、肠息肉、肠重复畸形等。由于年长儿肠管较粗大，肠套叠时不易造成完全性肠梗阻，且有可能自行松解整复，故症状不典型，病程长，一旦套叠较紧则整复较为困难，也易复发。

二、临床表现

小儿肠套叠分为婴儿肠套叠(1岁以内者)和儿童肠套叠，临床上以前者多见。

(一)婴儿肠套叠

婴儿肠套叠为原发性肠套叠,临床特点如下。

1.阵发性哭吵

常见既往健康肥胖的婴儿,突然出现阵发性有规律的哭闹,持续10～20分钟,伴有手足乱动、面色苍白、拒食、异常痛苦表现,然后有5～10分钟或更长时间的暂时安静,如此反复发作。此种阵发性哭闹与肠蠕动间期相一致,是由于肠蠕动将套入的肠段向前推进,肠系膜被牵拉,肠套叠鞘部产生强烈收缩而引起的剧烈疼痛所致,当蠕动波过后,患儿即转为安静。肠套叠晚期合并肠坏死和腹膜炎后,患儿表现为萎靡不振,反应低下。

2.呕吐

初为奶汁及乳块或其他食物,以后转为胆汁样物,1天后转为带臭味的肠内容物,提示病情严重。

3.腹部包块

在两次哭闹的间歇期检查腹部,可在右上腹肝下触及腊肠样、稍活动并有轻压痛的包块,右下腹一般有空虚感,肿块可沿结肠移动,严重者可在肛门指诊时,在直肠内触到子宫颈样肿物,即为套叠头部。

4.果酱样血便

婴儿肠套叠发生血便者达80%以上,为首要就诊症状,多在发病后6～12小时排血便,较早发生者在发病后3～4小时即可出现,为稀薄黏液或胶冻样果酱色血便,数小时后可重复排出。

5.肛门指诊

有重要临床价值,有些来诊较早患儿,虽无血便排出,但通过肛门指诊可发现直肠内有黏液血便,对诊断肠套叠极有价值。

6.全身状况

依就诊早晚而异,早期除面色苍白,烦躁不安外,营养状况良好。晚期患儿可有脱水、电解质紊乱、精神萎靡不振、嗜睡、反应迟钝。发生肠坏死时,有腹膜炎表现,可出现中毒性休克等症状。

(二)儿童肠套叠

儿童肠套叠临床症状与婴儿肠套叠相比较,症状不典型。起病较为缓慢,多表现为不完全性肠梗阻,肠坏死发生时间相对比较晚。患儿也有阵发性腹痛,但发作的间歇期较婴儿为长,呕吐较少见。据统计儿童肠套叠发生便血者只有

40%左右，而且便血往往在套叠后几天才出现，或者仅在肛门指诊时指套上有少许血迹。儿童较合作时，腹部查体多能触及腊肠型包块。很少有严重脱水及休克表现。

三、检查

（一）腹部超声

腹部超声为常用检查方法，可以通过肠套叠的特征性影像协助临床确定诊断。超声探查腹部时重点在右下腹、回盲部、结肠肝区及脾区。发现有可疑声像时应行多个方向探查分辨。肠套叠的声像图表现：横切见环状低回声区包绕高低相间的混合回声区，或呈一致性高回声的圆形中心，即“同心圆”征；纵切声像与横切类似，其套入端呈圆头结构周围为低回声区，即“套筒”征，近端肠腔扩张。

（二）空气（或钡）灌肠

空气（或钡）灌肠可以在明确诊断的同时进行复通整复。在空气灌肠前应先做腹部正侧位全面透视检查，观察肠内充气及分布情况。注气后可见在套叠顶端有呈半圆形的致密软组织肿块，向结肠内突出，气体前端形成明显杯口影，有时可见部分气体进入鞘部形成不同程度钳状阴影。钡灌肠时，套入部背端呈杯口状，杯口朝向近侧；少量钡剂进入鞘部呈弹簧状或套环状改变，钡剂不易通过套叠处，随着压力增加而逐渐推进。

四、诊断与鉴别诊断

当患儿出现阵发性哭闹不安、呕吐、果酱样血便、腹部检查触到腊肠样包块时，即可确定诊断。但临床有10%～15%的病例来院就诊时缺乏急性肠套叠的典型表现，或只有其中1～2个症状，此时应仔细检查腹部是否可触及包块，右下腹是否有空虚感，肛门指诊观察指套上是否有果酱样黏液便，以便进一步确诊。对2岁以下婴幼儿，特别是肥胖儿，突然出现可疑症状，排除嵌顿性斜疝后，尽管未出现血便或因种种原因未触及肿块，仍应高度怀疑肠套叠，必要时做腹部超声等辅助检查，协助诊断。肠套叠的误诊率很高，往往误诊为细菌性痢疾、急性坏死性肠炎、低钾性肠麻痹、过敏性紫癜等；超声诊断肠套叠应与闭孔疝、肠重复畸形合并肠套叠、单纯性阑尾炎鉴别。

五、治疗

小儿急性肠套叠分非手术疗法和手术疗法两种。

(一)非手术疗法

在非手术疗法中有空气灌肠、钡灌肠和B超下水压灌肠复位疗法,其中空气灌肠复位已被长期广泛应用。

1.灌肠疗法的适应证

肠套叠在48小时内,全身情况良好,腹部不胀,无明显脱水及电解质紊乱。

2.禁忌证

(1)病程已超过48小时,全身情况差,如有脱水、精神萎靡、高热、休克等症状者,对3个月以下婴儿尤应注意。

(2)高度腹胀,腹部腹膜刺激征者且X线腹部平片可见多数液平面。

(3)套叠头部已达脾曲,肿物硬而且张力大者。

(4)多次复发疑有器质性病变者。

(5)小肠型肠套叠。

3.方法

(1)B超监视下水压灌肠。

(2)空气灌肠。

(3)钡剂灌肠。

4.灌肠复位成功的表现

(1)拔出肛管后排出大量带臭味的黏液血便和黄色粪水。

(2)患儿很快入睡,不再哭闹及呕吐。

(3)腹部平软,触不到原有的包块。

(4)灌肠复位后给予0.5～1 g活性炭口服,6小时后有炭末排出,表示复位成功。

空气灌肠复位肠套叠:采用自动控制压力的结肠注气机,肛门插入Foley管,肛门注入气体后即见肠套叠肿块的各种影像逐渐向回盲部退缩,直至完全消失,此时可闻及气过水声,腹部中央突然隆起,可见网状或圆形充气回肠,说明肠套已复位。空气灌肠复位率可达95%以上。对于首次灌肠失败且一般情况好的患儿,可进行2次灌肠整复,尽量避免患儿受手术创伤。

空气灌肠复位并发症:严重并发症为结肠穿孔,透视下出现腹腔“闪光”现象,即空气突然充满整个腹腔,立位见膈下游离气体。拔出肛管无气体自肛门排出。患儿呼吸困难,心跳加快,面色苍白,病情突然恶化。应立即用消毒针在剑突和脐中间刺入以排出腹腔内气体。

(二)手术疗法

手术治疗指征:①肠套叠经空气加压灌肠等非手术复位未成功者。②发病超过 24 小时,临床疑有肠坏死者。③复发性肠套叠患儿。

手术前应纠正脱水和电解质紊乱、禁食禁水、胃肠减压,必要时采用退热、吸氧、备血等措施。麻醉多采用全麻下气管插管。较小婴儿可采用上腹部横切口,若经过灌肠已知肠套叠达到回盲部,也可采用麦氏切口。开腹后显露肠套叠包块,检查有无肠坏死。如无肠坏死,用压挤法沿结肠框进行肠套叠整复。肠套叠复位后要仔细检查肠管有无坏死、肠壁有无破裂、肠管本身有无器质性病变等,如无上述征象,切除阑尾,将肠管纳入腹腔,按层缝合腹壁。对不能复位及肠坏死的病例,应行坏死肠段切除吻合术。胸腹部手术术后均有继发肠套叠的可能,大多数术后肠套叠发生于术后 1 个月内,平均 10 天。造影检查有助于诊断,可表现为小肠梗阻。术后肠套叠多为回回型,需手术复位,但无须肠切除。

六、预后

婴幼儿原发性回结型肠套叠如能早期诊断,早期应用灌肠复位均可治愈。如病程超过 1 天尤其是已有严重脱水、中毒或休克等症状,多需手术复位或肠切除,其病死率显著提高,达 2%～5%。

第五节　急性胆囊炎

儿童急性胆囊炎是由于胆囊管阻塞和细菌侵袭而引起胆囊发生急性化学性和(或)细菌性炎症,好发年龄为 8～12 岁。可与胆石症合并存在。发病急骤,主要表现为右上腹剧痛或绞痛,常伴有呕吐、发热、寒战。

一、病因

急性胆囊炎的主要病因是胆汁滞留和细菌感染。急性胆囊炎的危险因素有:蛔虫、肥胖、胆石症等。短期服用纤维素类、噻嗪类、第三代头孢菌素类、红霉素、氨苄西林等药物,长期应用奥曲肽、激素替代治疗均可能诱发急性胆囊炎。

(一)胆囊管梗阻

胆囊管常因结石、寄生虫、先天性狭窄、先天性胆总管畸形而形成梗阻。梗阻导致大量胆汁淤积于胆囊内，部分水分被囊壁吸收，胆汁浓缩，胆盐浓度升高，刺激胆囊黏膜，引起胆囊的化学性炎症；同时磷脂酶作用于胆汁内的卵磷脂，产生溶血卵磷脂，也可引起化学性炎症。急性胆囊炎有结石性和非结石性之分。儿童结石性胆囊炎少见，但有上升趋势。非结石性胆囊炎的病因尚不清楚，如胆囊管过长、扭曲；管腔被蛔虫、黏液、胆囊带蒂息肉等阻塞；胆道系统功能失调，胆囊管痉挛或梗阻均可能导致胆囊炎。国内农村地区胆道蛔虫症及所致的胆道感染呈减少趋势。

（二）细菌感染

细菌感染是儿童急性胆囊炎的重要病因，致病菌多为肠源性细菌。革兰氏阴性细菌约占 2/3，为大肠埃希菌、铜绿假单胞菌、肺炎克雷伯菌；其次为革兰氏阳性细菌，多为粪肠球菌、屎肠球菌、表皮葡萄球菌。部分患儿可合并厌氧菌感染的混合感染。胆汁淤积利于细菌繁殖。细菌侵入途径主要有以下 4 种：①由十二指肠经胆总管上行侵入，最常见的有蛔虫钻入胆管，携带细菌进入。②经门静脉血入肝和胆囊，见于危重症时肠道菌群移位。③经淋巴管入肝及胆囊。④经动脉血入胆囊动脉至胆囊，少见。

（三）其他

胰液反流、胆汁成分改变、胆囊供血不足、创伤、精神因素等均可影响胆囊功能。急性胆囊炎发病与胆汁淤积密切相关。严重创伤、烧伤、长期静脉营养等易导致胆汁淤积，从而诱发急性胆囊炎。免疫抑制的患儿可发生机会性微生物感染导致急性胆囊炎。

二、病理变化

初始时胆囊黏膜充血、水肿，继而波及胆囊壁各层，囊壁增厚，纤维蛋白渗出。严重感染时，囊壁有化脓灶。胆囊管或胆总管口括约肌痉挛、胆囊或胆总管膨胀可导致局限性缺血和坏疽，从而引起穿孔、胆汁性腹膜炎。

三、临床表现

急性胆囊炎起病多与饱食、吃油腻食物、劳累、精神因素等有关，常突然发病。

(1)腹痛：起病急，主要表现为上腹痛，初为阵发性疼痛，后呈持续性胀痛，右上腹明显；出现胆囊管梗阻时呈阵发性绞痛。大龄儿童可述疼痛向右肩背部放射。患儿呈急性病容，腹式呼吸减弱，右上腹明显压痛，Murphy 征阳性，有时可触及肿大的胆囊伴有触痛。合并腹膜炎可出现右上腹腹肌紧张或全腹压痛和全腹腹肌紧张。个别重症患儿以脓毒性休克起病,治疗后出现腹胀、全腹压痛和腹肌紧张等腹膜炎体征。

(2)大多数患儿伴有恶心、呕吐。多因结石或蛔虫阻塞胆囊管或胆总管扩张所致。恶心、呕吐严重者可引起水、电解质紊乱。

(3)常伴有高热、寒战。其程度与炎症严重程度有关。轻型病例常有畏寒和低热;重型病例则可有寒战和高热,体温可达 39 ℃以上,并可出现谵妄,甚至休克、昏迷。

(4)少数患儿出现黄疸,是炎症和水肿、膨胀的胆囊直接压迫胆管或并发胆管炎、胰腺炎所致。

四、检查

(一)血常规

显示白细胞总数和中性粒细胞计数增高,C 反应蛋白水平升高(≥30 mg/L)。应进行胆汁和血液培养。一般血清胆红素无明显变化或轻度升高。肝酶轻度升高。可有血清淀粉酶轻微升高。

(二)影像学检查

B 超可见胆囊明显增大,胆囊壁水肿增厚呈“双边征”,胆囊腔内有絮状物或胆泥样沉积,胆囊颈部结石嵌顿,胆囊周围积液,B 超检查的 Murphy 征阳性具有诊断意义。CT 显示胆囊周围液体聚集、胆囊增大、胆囊壁增厚。MRI 检查显示胆囊增大、胆囊壁增厚、胆囊周围脂肪组织出现条索状高信号。放射性核素检查对诊断急性胆囊炎的敏感性为 100%,特异性为 95%,具有诊断价值,儿童应用较少。

五、诊断和鉴别诊断

(一)诊断

一般根据上腹或右上腹疼痛及右上腹压痛的病史及体征,结合发热、C 反应蛋白升高、白细胞计数增高,以及影像学检查(B 超、CT、MRI)发现胆囊增大,胆囊壁增厚,胆囊颈部结石嵌顿、胆囊周围积液等表现,即可诊断。急性胆囊炎的分级见表 3-3。

表 3-3 急性胆囊炎严重程度

严重程度	评估标准
轻度	胆囊炎症较轻,未达到中、重度评估标准
中度	白细胞计数>18×10^9/L
	右上腹可触及包块
	发病持续时间>72 小时
	局部炎症严重:坏疽性胆囊炎,胆囊周围脓肿,胆源性腹膜炎,肝脓肿
重度	低血压,需要使用多巴胺>5 μg/(kg·min)维持,或需要使用多巴酚丁胺
	意识障碍
	氧合指数<39.9 kPa(300 mmHg)(1 mmHg=0.133 kPa)
	凝血酶原时间国际标准化比值>1.5
	少尿(尿量<17 mL/h),血肌酐>20 mg/L
	血小板<10×10^9/L

中度胆囊炎:符合中度评估标准 1~4 项中任何 1 项;重度胆囊炎:符合重度评估标准 1~6 项中任何 1 项。

(二)鉴别诊断

鉴别诊断应与引起腹痛(特别是右上腹痛)的疾病进行鉴别,主要有急性胰腺炎、右下肺炎、急性膈胸膜炎、胸腹部带状疱疹早期、急性阑尾炎等。

六、治疗

(一)非手术治疗

主要措施有解痉、止痛、利胆、抗感染治疗和维持体液平衡。

1.抗感染治疗

轻度急性胆囊炎常为单一的肠道致病菌感染,应使用单一抗菌药物,首选第一代或二代头孢菌素;中重度急性胆囊炎可使用含β-内酰胺酶抑制剂的复合制剂、第三代及四代头孢菌素。应根据药物敏感试验结果选择合适的抗菌药物进行目标治疗。急性胆囊炎抗菌治疗 3 天后,如果急性感染症状、体征消失,体温和白细胞计数正常可以考虑停药。若出现体温持续不降、腹痛加重或患儿一般情况不改善或恶化,应立即手术治疗。

2.解痉止痛

阿托品每次 0.01 mg/kg,最大用量不超过 0.4 mg。止痛治疗可适当使用非甾体类抗炎药物,可逆转胆囊炎症和胆囊收缩功能的失调。

(二)手术治疗

1.适应证

(1)化脓性胆囊炎、坏疽性胆囊炎。

(2)单纯性胆囊炎经非手术治疗病情恶化者。

(3)有并发症出现。

(4)急性腹膜炎,高度怀疑胆囊病变,经非手术治疗无好转者。

2.手术方式

手术方式可根据患儿一般情况及局部情况决定。

(1)腹腔镜胆囊切除术:主要适应于合并有胆囊结石的单纯性胆囊炎或反复发作的非结石性单纯性胆囊炎。该方式患儿痛苦小,恢复快。

(2)B超引导下经皮穿刺胆囊置管引流术:主要适应于化脓性坏疽性胆囊炎、病变局限并且患儿一般情况较差时。引流通畅后,病情会很快得到改善。对婴幼儿,应在全身麻醉下进行。

(3)胆囊切除术:胆囊周围的水肿和粘连,手术中应仔细操作。当胆囊切除难以进行时,应及时改行简单有效的胆囊造瘘术。胆囊穿孔合并有胆汁性腹膜炎者应行胆囊造瘘术和腹腔引流术。伴有胆总管梗阻炎症或穿孔时则需行胆总管引流,同时行腹腔引流术。

第六节　腹　泻　病

腹泻病是一组由多病原、多因素引起的以大便次数增多和大便性状改变为特点的消化道综合征。是我国婴幼儿最常见的疾病之一。6个月至2岁婴幼儿发病率高,1岁以内患儿约占半数。腹泻病是造成儿童营养不良、生长发育障碍的主要原因之一。

一、病因

引起儿童腹泻病的病因分为感染性及非感染性原因。

(一)感染因素

肠道内感染可由病毒、细菌、真菌、寄生虫引起,以前两者多见,尤其是病毒。

1.病毒感染

寒冷季节的婴幼儿腹泻80%由病毒感染引起。

(1)轮状病毒:是秋冬季婴幼儿腹泻病的主要病原,流行广泛,呈全世界性分布。

(2)诺如病毒:偶可引起地方性暴发流行,患者多为成人及年长儿。

(3)肠腺病毒:其胃肠型(血清型)40型或41型是引起婴幼儿腹泻病的常见病原,发病率仅次于轮状病毒。

(4)其他星状病毒:杯状病毒、埃可病毒,小圆病毒、巨细胞病毒也可引起腹泻病。

2.细菌感染(本节中不包括法定传染病)

(1)致腹泻大肠埃希菌:根据引起腹泻的大肠埃希菌不同致病性和发病机制,已知菌株可分为5组。①致病性大肠埃希菌:为最早发现的致腹泻大肠埃希菌。致病性大肠埃希菌侵入肠道后,黏附于肠黏膜上皮细胞,引起肠黏膜微绒毛破坏,皱襞萎缩变平,黏膜充血、水肿而致腹泻,可累及全肠道。②产毒性大肠埃希菌:可黏附于小肠上皮刷状缘,在细胞外繁殖,产生不耐热肠毒素和耐热肠毒素而引起腹泻。③侵袭性大肠埃希菌:可直接侵入肠黏膜引起炎症反应,也可黏附和侵入结肠黏膜,导致肠上皮细胞炎症反应和坏死,引起痢疾样腹泻。该菌与志贺菌相似,两者O抗原有交叉反应。④出血性大肠埃希菌:可黏附于结肠产生与志贺杆菌相似的肠毒素,引起肠黏膜坏死和肠液分泌,致出血性肠炎。⑤黏附-集聚性大肠埃希菌:以集聚方式黏附于下段小肠和结肠黏膜致病,不产生肠毒素,亦不引起组织损伤。

(2)空肠弯曲菌:与肠炎有关的弯曲菌有空肠型、结肠型和胎儿亚型3种,95%～99%弯曲菌肠炎是由胎儿弯曲菌空肠亚种(简称空肠弯曲菌)所引起。致病菌直接侵入空肠、回肠和结肠黏膜,引起侵袭性腹泻。某些菌株亦能产生肠毒素。

(3)耶尔森菌:除侵袭小肠、结肠黏膜外,还可产生肠毒素,引起侵袭性和分泌性腹泻。

(4)其他:沙门菌(主要为鼠伤寒和其他非伤寒、副伤寒沙门菌)、嗜水气单胞菌、难辨梭状芽孢杆菌、金黄色葡萄球菌、铜绿假单胞菌、变形杆菌等均可引起腹泻病。

3.真菌感染

致腹泻的真菌有念珠菌、曲霉、毛霉,婴儿以白念珠菌性肠炎多见。在机体抵抗力低下、正常菌群紊乱时可引起腹泻病。

4.寄生虫

常见为蓝氏贾第鞭毛虫、阿米巴原虫和隐孢子虫等。

(二)非感染因素

1.饮食因素

(1)喂养不当可引起腹泻,多为人工喂养儿,原因为:喂养不定时,饮食量不当,突然改变食物品种,或过早喂给大量淀粉或脂肪类食品;果汁,特别是含高果糖或山梨醇的果汁,可产生高渗性腹泻;肠道刺激物(调料、富含纤维素的食物)也可引起腹泻。

(2)过敏性腹泻,如对牛奶或大豆制品过敏而引起腹泻。

(3)原发性或继发性双糖酶(主要为乳糖酶)缺乏或活性降低,肠道对糖的消化吸收不良而引起腹泻。

2.气候因素

气候突然变化、腹部受凉使肠蠕动增加;天气过热消化液分泌减少或由于口渴饮奶过多等都可能诱发消化功能紊乱致腹泻。

二、发病机制

导致腹泻的机制有:肠腔内存在大量不能被吸收的具有渗透活性的物质——"渗透性"腹泻;肠腔内电解质分泌过多——"分泌性"腹泻;炎症所致的液体大量渗出——"渗出性"腹泻;及肠道蠕动功能异常——"肠道功能异常性"腹在临床上不少腹泻并非由某种单一机制引起,而是在多种机制共同作用下发生的。

(一)感染性腹泻

病原微生物多随污染的食物或饮水进入消化道,亦可通过污染的日用品、手、玩具或带菌者传播。病原微生物能否引起肠道感染,取决于宿主防御功能的强弱、感染病原微生物的量大小及毒力。

1.病毒性肠炎

各种病毒侵入肠道后,在小肠绒毛顶端的柱状上皮细胞上复制,使细胞发生空泡变性和坏死,导致小肠微绒毛肿胀、排列紊乱和变短,受累的肠黏膜上皮细胞脱落,遗留不规则的裸露病变,致使小肠黏膜回吸收水分和电解质的能力受损,肠液在肠腔内大量积聚而引起腹泻。同时,发生病变的肠黏膜细胞分泌双糖酶不足且活性降低,使食物中糖类消化不全而积滞在肠腔内,并被细菌分解成小分子的短链有机酸,使肠液的渗透压增高。微绒毛破坏亦造成载体减少,上皮细胞钠转运功能障碍，水和电解质进一步丢失。新近的研究表明：轮状病毒的非结构蛋白4亦与发病机制关系密切。轮状病毒的非结构蛋白4是具有多种功能的液体分泌诱导剂，可以通过以下方式发挥作用：①作用于固有层细胞，激活 Cl^- 分泌和水的外流；②改变上皮细胞的完整性，从而影响细胞膜的通透性；③本身可能形成1个通道或是激活1种潜在的 Ca^{2+} 通道，导致分泌增加；④通过旁分泌效应作用于未感染的细胞，扩大了被感染的黏膜上皮细胞的感染效应；⑤直接作用于肠道神经系统，产生类似于霍乱毒素作用引起的腹泻病。

2.细菌性肠炎

(1)肠毒素性肠炎：各种产生肠毒素的细菌可引起分泌性腹泻，如霍乱弧菌、产肠毒素性大肠埃希菌等。病原体侵入肠道后，一般仅在肠腔内繁殖，黏附于肠上皮细胞刷状缘，不侵入肠黏膜。细菌在肠腔释放两种肠毒素，即不耐热肠毒素和耐热肠毒素。不耐热肠毒素与小肠上皮细胞膜上的受体结合后激活腺苷酸环化酶，致使三磷酸腺苷转变为环磷酸腺苷，环磷酸腺苷增多后即抑制小肠绒毛上皮细胞吸收 Na^+、Cl^- 和水，并促进肠腺分泌 Cl^-；耐热肠毒素则通过激活鸟苷酸环化酶，使三磷酸鸟苷转变为环磷酸鸟苷，环磷酸鸟苷增多后亦使肠上皮细胞减少 Na^+ 和水的吸收、促进 Cl^- 的分泌。两者均使小肠液总量增多，超过结肠的吸收限度而发生腹泻病，排出大量水样便，导致患儿脱水和电解质紊乱。

(2)侵袭性肠炎：各种侵袭性细菌感染可引起渗出性腹泻，如志贺菌属、沙门菌属、侵袭性大肠埃希菌、空肠弯曲菌、耶尔森菌和金黄色葡萄球菌等均可直接侵袭小肠或结肠肠壁，使黏膜充血、水肿。炎症细胞浸润可引起渗出和溃疡等病变，此时可排出含有大量白细胞和红细胞的细菌性痢疾样大便，并出现全身中毒症状。结肠由于炎症病变而不能充分吸收来自小肠的液体，并且某些致病菌还会产生肠毒素，故亦可发生水样腹泻。

(二)非感染性腹泻

非感染性腹泻主要是由饮食不当引起。当进食过量或所食的食物成分不恰当时，消化过程易发生障碍，食物不能被充分消化和吸收而积滞在小肠上部，使肠腔内酸度降低，有利于肠道下部的细菌上移和繁殖；食物发酵和腐败所分解产生的短链有机酸使肠腔内渗透压增高，腐败性毒性产物刺激肠壁使肠蠕动增加导致腹泻病，进而发生脱水和电解质紊乱。

三、临床表现

不同病因引起的腹泻病常各具临床特点和不同临床过程。故在临床诊断中常包括病程、严重程度及可能的病原。连续病程在2周以内的腹泻为急性腹泻病，病程2周至2个月为迁延性腹泻病，慢性腹泻病的病程为2个月以上。国外学者亦有将病程持续2周以上的腹泻病统称为难治性腹泻病。

(一)急性腹泻

1.急性腹泻的共同临床表现

(1)轻型：常由饮食因素及肠道外感染引起。起病可急可缓，以胃肠道症状为主，表现为食欲缺乏，偶有溢乳或呕吐；大便次数增多但每次量不多；大便稀薄或带水，呈黄色或黄绿色，有酸味，常见白色或黄白色奶瓣和泡沫。无脱水及全身中毒症状，多在数日内痊愈。

(2)重型：多由肠道内感染引起。常急性起病，也可由轻型逐渐加重、转变而来，除有较重的胃肠道症状外，还有较明显的脱水、电解质紊乱和全身感染中毒症状(如发热或体温不升、精神烦躁或萎靡、嗜睡、面色苍白、意识模糊甚至昏迷、休克)。胃肠道症状包括食欲低下，常有呕吐，严重者可吐咖啡色液体；腹泻频繁，大便每天十余次至数十次，多为黄色水样或蛋花样便，含有少量黏液，少数患儿也可有少量血便。水、电解质及酸碱平衡紊乱是由于吐、泻丢失体液和营养物质摄入量不足，使体液总量尤其是细胞外液量减少，导致不同程度(轻、中、重)脱水。由于腹泻患儿丧失的水和电解质的比例不尽相同，可造成等渗、低渗或高渗性脱水，以前两者多见。患儿出现眼窝、囟门凹陷、尿少泪少、皮肤黏膜干燥、弹性下降，甚至血容量不足引起末梢循环的改变。

重型腹泻病时常出现代谢性酸中毒、低钾血症等离子紊乱。腹泻伴代谢性酸中毒发生的原因有：①腹泻丢失大量碱性物质；②进食少，肠吸收不良，热能不足使机体得不到正常能量供应导致脂肪分解增加，产生大量酮体；③脱水时血容量减少，血液浓缩使血流缓慢，组织缺氧导致无氧酵解增多而使乳酸堆积；④脱水使肾血流量亦不足，其排酸、保钠功能低下使酸性代谢产物滞留体内。在脱水合并代谢性酸中毒时，由于血液浓缩、酸中毒时钾由细胞内向细胞外转移、尿少而致钾排出量减少等原因，体内钾总量虽然减少，但血清钾多数正常。随着脱水、酸中毒被纠正、排尿后钾排出增加、大便继续失钾以及输入葡萄糖合成糖原时需钾离子参与等因素使血钾迅速下降，出现不同程度的缺钾症状，如精神不振、无力、腹胀、心律失常、碱中毒等。

重型腹泻病时还可合并低钙和低镁血症。腹泻患儿进食少，吸收不良，从大便丢失钙、镁，可使体内钙镁减少，当脱水、酸中毒时由于血液浓缩、离子钙增多等原因，不出现低钙的症状，待脱水、酸中毒纠正后则出现低钙症状(手足抽搐和惊厥)时应考虑低钙血症。极少数久泻和营养不良患儿输液后出现震颤、抽搐，用钙治疗无效时应考虑有低镁血症可能。

2.几种常见类型肠炎的临床表现

(1)轮状病毒肠炎：轮状病毒是导致秋、冬季婴儿腹泻病最常见的病原，故轮状病毒肠类曾被称为秋季腹泻。呈散发或小流行，经粪-口传播，也可通过气溶胶形式经呼吸道感染而致病。潜伏期 1～3 天，多发生在 6～24 个月婴幼儿，4 岁以上者少见。起病急，常伴发热和上呼吸道感染症状，多数无明显感染中毒症状。病初 1～2 天常发生呕吐，随后出现腹泻。大便次数及水分多，呈黄色水样或蛋花样，带少量黏液，无腥臭味。常并发脱水、酸中毒及电解质紊乱。轮状病毒感染亦可侵犯多个脏器，可产生神经系统症状，如惊厥等；有的患儿可表现为血清心肌酶谱异常，提示心肌受累。本病为自限性疾病，数日后呕吐渐停，腹泻减轻，不喂乳类的患儿恢复更快，自然病程 3～8 天，少数较长。大便显微镜检查偶见少量白细胞，感染后 1～3 天即有大量病毒自大便中排出，最长可达 6 天。血清抗体一般在感染后 3 周内上升。病毒较难分离，有条件者可直接用电镜检测病毒，或利用 DNA 聚合酶的大量合成进行专一性的连锁复制技术及应用核酸探针技术检测病毒抗原。临床常用酶联免疫吸附试验或胶体金方法检测病毒抗原。

(2)诺如病毒性肠炎：全年散发，无明显季节性，暴发易见于冬季和冬春季(11 月至次年 2 月)。在轮状病毒疫苗高普及的国家，诺如病毒的感染率甚至超过了轮状病毒，成为小儿急性胃肠炎的首要元凶。该病毒是集体机构急性暴发性胃肠炎首要致病源，发生诺如病毒感染最常见的场所是餐馆、托幼机构和医院，其次还有游船、学校、养老院、军营、家庭等地点，因为常呈暴发性，从而造成突发公共卫生问题。潜伏期 1～2 天，急性起病。首发症状多为阵发痉挛性腹痛、恶心、呕吐和腹泻，全身症状有畏寒、发热、头痛、乏力和肌痛等，可有呼吸道症状。吐泻频繁者可发生脱水及酸中毒、低钾血症。本病为自限性疾病，症状持续 1～3 天。

(3)肠腺病毒肠炎：本病全年均可感染，以夏季稍多见。常侵犯 2 岁以下婴幼儿，潜伏期 3～10 天。以水样泻为主要临床表现，半数患儿伴有脱水和酸中毒。病程长，可达 14 天。经粪便排病毒可持续 1～2 周。外周血常规检查一般无特殊发现。

(4)致病性大肠埃希菌肠炎：本病多见于 1 岁以下的小儿，5～8 月份为发病的高峰季节。潜伏期 1～2 天。起病较缓，大便次数每天可达 5～10 次，大便呈黄绿色蛋花汤样，有发霉臭味和较多黏液。镜检见少量白细胞，偶有脓细胞。常伴呕吐，多数患儿无发热及全身中毒症状。重者可出现程度不等的脱水表现及代谢性酸中毒，病程 7～14 天。

(5)黏附性大肠埃希菌肠炎：肠黏附性大肠埃希菌黏附于小肠黏膜细胞并大量繁殖，引起微绒毛损伤，虽不产生肠道及细胞毒素，亦无侵袭能力，但可引起与产毒性大肠埃希菌同样的水样泻。目前认为，该菌可导致肠黏膜刷状缘消失、基底变平，与迁延性腹泻病密切相关，其致病作用尚待深入研究。

(6)产毒性细菌引起的肠炎：多发生在夏季。潜伏期 1～2 天，起病较急。轻症者仅大便次数稍增、性状轻微改变。重症者腹泻频繁，量多，大便呈水样或蛋花样混有黏液，镜检无白细胞。伴呕吐，常发生脱水、电解质和酸碱平衡紊乱。本病为自限性疾病，自然病程一般 3～7 天，亦可较长。

(7)侵袭性细菌(包括侵袭性大肠埃希菌、空肠弯曲菌、耶尔森菌、鼠伤寒沙门菌等)引起的肠炎：全年均可发病，多见于夏季。潜伏期长短不等。常引起志贺杆菌性痢疾样病变。根据病菌侵袭的肠段部位不同，临床特点各异。一般表现为急性起病、高热甚至可以发生热惊厥。腹泻频繁，大便呈黏液状，带脓血，有腥臭味。常伴恶心、呕吐、腹痛和里急后重，可出现严重的中毒症状，如高热、意识改变，甚至感染性休克。大便镜检有大量白细胞及数量不等的红细胞。粪便细菌培养可找到相应的致病菌。其中空肠弯曲菌常侵犯空肠和回肠，有脓血便，腹痛甚剧烈，易误诊为阑尾炎，亦可并发严重的小肠结肠炎、败血症、肺炎、脑膜炎、心内膜炎和心包炎等。另有研究表明吉兰-巴雷综合征与空肠弯曲菌感染有关。耶尔森菌小肠结肠炎，多发生在冬季和早春，可引起淋巴结肿大，亦可产生肠系膜淋巴结炎，症状可与阑尾炎相似，也可引起咽痛和颈淋巴结炎。鼠伤寒沙门菌小肠结肠炎，有胃肠炎型和败血症型，新生儿和<1 岁婴儿尤易感染，新生儿多为败血症型，常引起暴发流行。可排深绿色黏液脓便或白色胶冻样便。

(8)出血性大肠埃希菌肠炎：大便次数增多，开始为黄色水样便，后转为血水便，有特殊臭味。大便镜检有大量红细胞，常无白细胞。伴腹痛，个别病例可伴发溶血尿毒综合征和血小板减少性紫癜。

(9)抗生素诱发的肠炎。①金黄色葡萄球菌肠炎：多继发于使用大量抗生素后，病程与症状常与菌群失调的程度有关，有时可继发于慢性疾病。表现为发热、呕吐、腹泻、不同程度中毒症状、脱水和电解质紊乱，甚至发生休克。典型大便为暗绿色，量多带黏液，少数为血便。大便镜检有大量脓细胞和成簇的革兰氏阳性球菌，培养有葡萄球菌生长，凝固酶阳性。②伪膜性小肠结肠炎：由艰难梭菌引起。除万古霉素和胃肠道外用的氨基糖苷类抗生素外，几乎所有抗生素均可诱发本病。可在用药1周内或迟至停药后4～6周发病。亦见于外科手术后，或患有肠梗阻、肠套叠、巨结肠等病的体弱患儿。此菌大量繁殖，产生毒素A(肠毒素)和毒素B(细胞毒素)致病，表现为腹泻，轻症者每天大便数次，停用抗生素后很快痊愈。重症频泻，黄绿色水样便，可有假膜排出，为坏死毒素致肠黏膜坏死所形成的伪膜。黏膜下出血可引起大便带血，患儿可出现脱水、电解质紊乱和酸中毒症状。伴有腹痛、腹胀和全身中毒症状，甚至发生休克。对可疑病例可行结肠镜检查。大便厌氧菌培养、组织培养法检测细胞毒素可协助确诊。③真菌性肠炎：多为白念珠菌所致，2岁以下婴儿多见。常并发于其他感染或肠道菌群失调时。病程迁延，常伴鹅口疮。大便次数增多，呈黄色稀便，泡沫较多带黏液，有时可见豆腐渣样细块(菌落)。大便镜检有真菌孢子和菌丝，如芽孢数量不多，应进一步以沙氏培养基作真菌培养确诊。

(二)迁延性和慢性腹泻

(1)重症营养不良时胃黏膜萎缩，胃液酸度降低，使胃杀菌屏障作用明显减弱，有利于胃液和十二指肠液中的细菌和酵母大量繁殖。

(2)营养不良时十二指肠、空肠黏膜变薄，肠绒毛萎缩、变性，细胞脱落增加，双糖酶尤其是乳糖酶活性以及刷状缘肽酶活性降低，小肠有效吸收面积减少，引起各种营养物质的消化吸收不良。

(3)重症营养不良患儿腹泻时小肠上段细菌显著增多，十二指肠内厌氧菌和酵母菌过度繁殖，由于大量细菌对胆酸的降解作用，使游离胆酸浓度增高，损害小肠细胞，同时阻碍脂肪微粒形成。

(4)营养不良患儿常有肠动力的改变。

(5)长期滥用抗生素引起肠道菌群失调。

(6)重症营养不良患儿免疫功能缺陷，抗革兰氏阴性杆菌有效的免疫球蛋白M抗体、起黏膜保护作用的分泌型免疫球蛋白A抗体、吞噬细胞功能和补体水平均降低，因而增加了对病原的易感性，同时降低了对食物蛋白抗原的口服耐受。故营养不良儿患腹泻时易迁延不愈，持续腹泻又加重了营养不良，两者互为因果，最终引起免疫功能低下，继发感染，形成恶性循环，导致多脏器功能异常。

四、诊断

可根据发病季节、病史(包括喂养史和流行病学资料)、临床表现和大便性状可以作出临床诊断。必须判定有无脱水(程度和性质)、电解质紊乱和酸碱失衡。

注意寻找病因。

五、治疗

治疗原则为调整饮食，预防和纠正脱水，合理用药，加强护理，预防并发症。不同时期的腹泻病治疗重点各有侧重，急性腹泻多注意维持水、电解质平衡及抗感染；迁延及慢性腹泻则应注意肠道菌群失调及饮食疗法。

（一）急性腹泻的治疗

(1)饮食疗法：腹泻时进食和吸收减少，而肠黏膜损伤的恢复、发热时代谢旺盛、侵袭性肠炎丢失蛋白等因素使得营养需要量增加，如限制饮食过严或禁食过久常造成营养不良，并发酸中毒，以致病情迁延不愈影响生长发育。故应强调继续饮食以满足生理需要、补充疾病消耗，以缩短腹泻后的康复时间，并根据疾病的特殊病理生理状况、个体消化吸收功能和平时的饮食习惯进行合理调整。有严重呕吐者可暂时禁食 4～6 小时（不禁水），待好转后继续喂食，由少到多，由稀到稠。病毒性肠炎多有继发性双糖酶（主要是乳糖酶）缺乏，对疑似病例可暂停乳类喂养，改为豆类、淀粉类代乳品或去乳糖配方奶粉以减轻腹泻，缩短病程。腹泻停止后逐渐恢复营养丰富的饮食，并每天加餐 1 次，共 2 周。

(2)纠正水、电解质紊乱及酸碱失衡。

(3)补钙、补镁治疗：①补钙补液过程中如出现惊厥、手足抽搐，可用 10%葡萄糖酸钙 5～10 mL 以等量葡萄糖液稀释后静脉滴注。心力衰竭患儿在用强心苷制剂时应慎重。②在补钙后手足抽搐不见好转反而加重时要考虑低镁血症，可测定血镁浓度。同时用 25%硫酸镁，每次 0.2～0.4 mL/kg，深部肌内注射，每天 2～3 次，症状消失后停用。

(4)药物治疗。①控制感染：水样便腹泻患儿（在排除霍乱后，约占 70%）多为病毒及非侵袭性细菌所致，一般不用抗生素。如伴有明显中毒症状不能用脱水解释者，尤其是对重症患儿、新生儿、小婴儿和衰弱患儿（免疫功能低下）应选用抗生素治疗。黏液、脓血便患儿（约占 30%）多为侵袭性细菌感染，应根据临床特点，针对病原经验性选用抗菌药物，再根据大便细菌培养和药物敏感试验结果进行调整。大肠埃希菌、空肠弯曲菌、耶尔森菌、鼠伤寒沙门菌所致感染常选用抗革兰氏阴性杆菌的抗生素及大环内酯类抗生素。金黄色葡萄球菌肠炎、假膜性肠炎、真菌性肠炎患儿应立即停用原使用的抗生素，根据症状可选用新青霉素、万古霉素、利福昔明、甲硝唑或抗真菌药物治疗。寄生虫引起的腹泻：健康儿童不需要进行抗寄生虫治疗。但是，症状严重者可酌情考虑。严重贾地鞭毛虫病例可以用甲硝唑、硝唑尼特、阿苯达唑或者磺甲尼立达唑治疗；隐孢子虫病主要发生在免疫低下儿童中，用硝唑尼特治疗；阿米巴性结肠炎应该用甲硝唑治疗。②肠道微生态疗法：有助于恢复肠道正常菌群的生态平衡，抑制病原菌定植和侵袭，控制腹泻。常用布拉酵母、鼠李糖乳杆菌、双歧杆菌、嗜酸乳杆菌、需氧芽孢杆菌、腊样芽孢杆菌制剂。③应用肠黏膜保护剂：能吸附病原体和毒素，维持肠细胞的吸收和分泌功能，与肠道黏液糖蛋白相互作用可增强其屏障功能，阻止病原微生物的攻击，如蒙脱石粉。④抗分泌治疗：脑啡肽酶抑制剂消旋卡多曲可以通过加强内源性脑啡肽来抑制肠道水、电解质的分泌，治疗分泌性腹泻。⑤避免用止泻剂，如洛哌丁醇，因为它可抑制胃肠动力的作用，增加细菌繁殖和毒素的吸收，对于感染性腹泻有时是很危险的。⑥补锌治疗：腹泻患儿补锌可减少腹泻的持续时间和严重程度，能潜在阻止部分腹泻病的复发。补锌及应用口服补液盐增多除了能有效缩短病程和降低发病率，还可减少抗菌药物的应用。世界卫生组织/联合国儿童基金会建议，对于急性腹泻患儿，应每天给予元素锌 20 mg(＞6 个月的患儿)，6 个月以下患儿每天 10 mg，疗程 10～14 天。元素锌 20 mg 相当于硫酸锌100 mg、葡萄糖酸锌 140 mg。

(二)迁延性和慢性腹泻的治疗

因迁延性和慢性腹泻常伴有营养不良和其他并发症，病情较为复杂，必须采取综合治疗措施。积极寻找引起病程迁延的原因，针对病因进行治疗，切忌滥用抗生素，避免造成顽固的肠道菌群失调。预防和治疗脱水，纠正电解质及酸碱平衡紊乱。此类患儿多有营养障碍，继续喂养是促进疾病恢复(如肠黏膜损伤的修复、胰腺功能的恢复、微绒毛上皮细胞双糖酶的产生等)必要的治疗措施。

(1)调整饮食：应继续母乳喂养。人工喂养儿应调整饮食，保证足够热量。

(2)双糖不耐受患儿由于有不同程度的原发性或继发性双糖酶缺乏，食用含双糖(包括蔗糖、乳糖、麦芽糖)的饮食可使腹泻加重，其中以乳糖不耐受最多见，治疗宜采用去双糖饮食，如采用豆浆或去乳糖配方奶粉。

(3)过敏性腹泻的治疗：如果应用无双糖饮食后腹泻仍不改善，应考虑食物过敏(如对牛奶或大豆蛋白过敏)的可能性，应回避过敏食物和水解蛋白配方饮食。

(4)要素饮食：是肠黏膜受损伤患儿最理想的食物，是由氨基酸、葡萄糖、中链甘油三酯、多种维生素和微量元素组合而成。应用的浓度和量视患儿临床状态而定。

(5)静脉营养：少数不能耐受口服营养物质者，可采用静脉高营养。推荐方案为:脂肪乳剂每天 2～3 g/kg,复方氨基酸每天 2～3 g/kg,葡萄糖每天 12～15 g/kg,电解质及多种微量元素适量,液体每天 120～150 mL/kg,热量每天 50～90 cal/kg。好转后改为口服。

(6)药物治疗:抗生素仅用于分离出特异病原的感染患儿,并根据药物敏感试验选用。补充微量元素和维生素(如锌、铁、烟酸、维生素 A、维生素 B_{12}、维生素 B_1、维生素 C 和叶酸等)有助于肠黏膜的修复。应用微生态调节剂和肠黏膜保护剂。

(7)中医辨证论治有良好疗效,可配合中药、推拿、捏脊、针灸和磁疗等进行。

六、预防

(1)合理喂养:提倡母乳喂养,及时添加辅助食品,每次限 1 种,逐步增加,适时断奶。人工喂养者应根据具体情况选择合适的代乳品。

(2)积极防治营养不良:对于生理性腹泻的婴儿应避免不适当的药物治疗、同时注意避免因婴儿便次多而怀疑其消化能力,而不按时添加辅食。

(3)养成良好的卫生习惯:注意乳品的保存和奶具、食具、便器、玩具和设备的定期消毒。

(4)感染性腹泻患儿,尤其是大肠埃希菌、鼠伤寒沙门菌、轮状病毒肠炎的传染性强,集体机构如有流行,应积极治疗患儿,做好消毒隔离工作,防止交叉感染。

(5)避免长期滥用广谱抗生素:对于即使没有消化道症状的婴幼儿,在因败血症、肺炎等肠道外感染必须使用抗生素,特别是使用广谱抗生素时,亦应加用微生态制剂,防止由于难治性肠道菌群失调所致的腹泻。

(6)轮状病毒肠炎流行甚广,接种疫苗为理想的预防方法,口服疫苗国内已有应用,但持久性尚待研究。

呼吸系统疾病

第一节　急性上呼吸道感染

急性上呼吸道感染简称上感，俗称“感冒”，是儿童最常见的疾病。

一、病因

各种病毒、细菌及支原体均可引起，但以病毒多见，占90%以上，主要有鼻病毒、冠状病毒、呼吸道合胞病毒、流感病毒、副流感病毒、腺病毒、柯萨奇病毒、埃可病毒、单纯疱疹病毒、人类疱疹病毒第四型等。病毒感染后上呼吸道黏膜失去抵抗力，细菌可乘虚而入，并发混合感染，最常见的是溶血性链球菌；其次为肺炎球菌、流感嗜血杆菌等，肺炎支原体亦可引起。

二、临床表现

本病症状轻重不一，与年龄、病原和机体抵抗力不同有关。

(一)普通感冒

婴幼儿局部症状不显著而全身症状重，多骤然起病高热、咳嗽、食欲差，可伴呕吐、腹泻，甚至热性惊厥。年长儿症状较轻，常于受凉后1～3天出现鼻塞、打喷嚏、流涕、干咳、咽痒、发热等症状。有些患儿在发病早期可有阵发性脐周疼痛，与发热所致阵发性肠痉挛或肠系膜淋巴结炎有关。

体检可见咽部充血、扁桃体肿大、颌下淋巴结肿大触痛等。肺部呼吸音正常。肠道病毒感染可有不同形态的皮疹。病程持续3～5天，若体温持续不退或病情加重，应考虑感染可能侵袭其他部位。

(二)流行性感冒

流行性感冒(简称流感)是由流感病毒、副流感病毒所致，有明显流行病学史。全身症状重，如发热、头痛、咽痛、肌肉酸痛等。上呼吸道卡他症状可不明显。

(三)两种特殊类型上呼吸道感染

1.疱疹性咽峡炎

主要由柯萨奇A组病毒所致,好发于夏秋季。起病急,表现高热、咽痛,流涎、厌食、呕吐等。咽部充血,咽腭弓、悬雍垂、软腭处有直径2～4 mm的疱疹,周围有红晕,破溃后形成小溃疡。病程持续1周左右。

2.咽-结合膜热

由腺病毒3、7型所致,常发生于春夏季,可在儿童集体机构中流行。以发热、咽炎、结膜炎为特征。多有高热、咽痛、眼部刺痛、咽部充血、一侧或两侧滤泡性结膜炎、颈部、耳后淋巴结肿大等症状,有时伴胃肠道症状。病程持续1～2周。

三、并发症

婴幼儿多见。可波及邻近器官或向下蔓延,引起中耳炎、鼻窦炎、咽后壁脓肿、颈淋巴结炎、喉炎、气管炎、支气管肺炎等疾病。病原通过血液循环播散到全身,细菌感染并发败血症时,可导致化脓性病灶,如骨髓炎、脑膜炎等。年长儿链球菌感染可引起急性肾炎、风湿热等。

四、辅助检查

病毒感染者白细胞计数正常或偏低;鼻咽分泌物病毒分离、抗原及血清学检测可明确病原。细菌感染者血白细胞及中性粒细胞计数可增高,咽培养可有病原菌生长。

五、诊断和鉴别诊断

根据临床表现不难诊断,但需与以下疾病鉴别:①急性传染病早期:上呼吸道感染常为各种传染病的前驱症状,如麻疹、流行性脑脊髓膜炎、百日咳、猩红热、脊髓灰质炎等,应结合流行病学史、临床表现及实验室资料综合分析,并观察病情演变加以鉴别。②急性阑尾炎:上呼吸道感染伴腹痛者应与本病鉴别。急性阑尾炎腹痛常先于发热,以右下腹为主,呈持续性,有腹肌紧张和固定压痛点,血白细胞及中性粒细胞计数增高。

六、治疗

(1)普通感冒具有一定自限性,症状较轻者无须药物治疗,症状明显影响日常生活者则需服药,以对症治疗为主,并注意休息、适当补充水、避免继发细菌感染等。

(2)病因治疗：尚无专门针对普通感冒的特异性抗病毒药物，普通感冒患儿无须全身使用抗病毒药物，病程早期应用利巴韦林气雾剂喷鼻咽部可能有一定益处。流感患儿可在病初应用磷酸奥司他韦，口服，疗程为 5 天。若病情重、有继发细菌感染，或有并发症可加用抗菌药物，常用青霉素类、头孢菌素类、大环内酯类，疗程为 3～5 天。如证实为溶血性链球菌感染，或既往有风湿热、肾炎病史者，应用青霉素至少 10 天。病毒性结合膜炎患儿可用 0.1%阿昔洛韦滴眼，1～2 小时1 次。

(3)对症治疗：高热患儿可服解热镇痛抗炎药，亦可用冷敷、温湿敷或醇浴降温。热性惊厥患儿可予镇静、止惊等处理。咽痛患儿可含服咽喉片。

七、预防

加强体格锻炼、增强抵抗力；提倡母乳喂养，防治佝偻病及营养不良；避免去人多拥挤的公共场所。

第二节 脓 胸

脓胸为胸膜腔内积脓，在婴幼儿中最多见。一般胸腔穿刺液在试管内静置沉积 24 小时后，1/10～1/2 应为固体成分。

一、病因

主要是由于肺内感染灶中的病原菌直接侵袭胸膜或淋巴组织而引起。由肺炎发展而来的占大多数(2/3)。另外，如纵隔炎、肺脓肿、膈下脓肿、胸壁感染，以及胸部创伤、胸部手术等操作直接污染也有可能。脓胸最常见的病原是肺炎链球菌和葡萄球菌，其次是革兰氏阴性杆菌。

二、病理变化过程

病初，胸膜脏层及壁层发炎，大量浆液渗出、压迫使肺萎陷。如感染能早期控制，则脓液吸收，渗出停止，炎症消退愈合，肺再张开。如不能早期吸收，1 个月或数月后，可见胸膜增厚，渗出物机化或纤维化，脓腔闭合，以后瘢痕化而收缩，以致发生胸廓畸形。

三、临床表现

脓胸大多在肺炎的早期发生，其最初症状就是肺炎的症状。有发热、咳嗽、咳脓痰、气促、心动过速，年长儿可诉胸痛。阳性体征包括：①患侧肋间隙饱满，呼吸运动减弱。②气管、纵隔及心脏向对侧移位。③语言震颤减弱或消失。④叩诊可呈实音（积液较多时）或浊音（积液较少时）。⑤听诊呼吸音减弱或消失。⑥积液如在右侧，可使肝脏向下方移位。慢性期脓胸可见患侧胸廓运动受限。中毒症状严重者，较早就出现营养不良和贫血、精神不佳、对环境反应淡漠。

四、并发症

常见的并发症有支气管胸膜瘘、张力性气胸，涉及纵隔胸膜时还可见食管胸膜瘘、心包炎、腹膜炎、肋骨骨炎。

五、影像学检查

胸部X线检查可见密度均匀的阴影，在正位片上其上界呈弧形曲线，自积液区达胸壁上方，外侧高于内侧，只在空气进入胸腔后才可出现气液接触的液平面。大量积液时见一侧肺呈致密暗影，患侧肋间隙增大，气管、心脏向健侧移位及膈肌下降。在胸片上不含气的肺与胸腔积液密度相似，常常难以区别，因此胸部超声检查及CT扫描有助于进一步诊断。

六、诊断

根据严重的中毒症状、呼吸困难、气管和心浊音界向对侧移位、病侧叩诊大片浊音且呼吸音明显降低，大致可拟诊为脓胸。进行胸部X线检查可协助诊断胸腔积液。从胸膜腔抽出脓液可确诊。黄色脓液多为葡萄球菌，黄绿色脓液多为肺炎链球菌，淡黄稀薄脓液为链球菌，绿色有臭味脓液常为厌氧菌。对胸腔脓液均应做培养并做药物敏感试验，为选择抗生素提供依据。

七、鉴别诊断

（一）肺脓肿

脓胸的形状为沿胸壁向邻近扩展。而典型的肺脓肿多呈球形，不沿胸壁走行或沿胸壁扩展，并被肺炎包围。

（二）膈疝

胸部透视或X线直立位胸片可见病变侧多发气液影或大液面，患侧肺受压，看不到膈影，易误诊为脓胸。钡餐检查可明确。

(三)膈下脓肿

胸腔内会有反应性胸腔积液,肺内通常无病灶,B超有助于脓肿定位。

(四)结缔组织病合并胸膜炎

胸腔积液外观为渗出液而非典型脓液,胸腔积液涂片及培养无菌。

八、治疗

脓胸治疗要求在下列三方面都取得肯定的结果才能奏效,即排除脓液解除胸腔压迫;控制感染;改善全身情况。

(1)急性脓胸:则应使用针对性抗生素控制局部感染和全身感染,排空脓液,使肺复张并封闭胸膜无效腔。

(2)慢性脓胸:患儿以胸腔积气为主而无张力时,无须局部治疗,可等待自然吸收。如果发热不退、脓液不减,或抽脓后脓液迅速增多,则应采取开放引流或脓腔清创术。

(3)支气管胸膜瘘:存在支气管胸膜瘘时,过度抽吸不利于瘘口愈合。支气管胸膜瘘的持续存在应通过手术解决。

第三节　阻塞性睡眠呼吸暂停低通气综合征

儿童阻塞性睡眠呼吸暂停低通气综合征是指由于睡眠过程中发生频繁的部分或全部上气道阻塞,扰乱睡眠过程中的正常通气和睡眠结构而引起的一系列病理生理变化。

一、病因

临床上引起儿童阻塞性睡眠呼吸暂停低通气综合征的常见原因主要是由于各种因素引起的解剖结构异常、神经肌肉调控异常,而导致上气道梗阻、阻力增高和顺应性改变。其中,引起儿童阻塞性睡眠呼吸暂停低通气综合征最常见的病因是腺样体肥大和扁桃体肥大所致的上气道梗阻。其他,如中面部发育不良、小下颌、肥胖,以及各种伴有颅面畸形、神经肌肉调节障碍的先天综合征或遗传代谢病等,均可发生儿童阻塞性睡眠呼吸暂停低通气综合征。

二、临床表现

儿童阻塞性睡眠呼吸暂停低通气综合征夜间的主要临床表现为睡眠打鼾、张口呼吸、憋气、反复惊醒、遗尿、多汗、多动等。白天可发生嗜睡，但较少见，而以活动增多为主要表现。其他白天症状有张口呼吸，晨起头痛或易激惹；学龄儿童则表现为上课精力不集中、乏力，学习成绩下降。

体征包括夜间睡眠时出现呼吸困难、鼻翕、肋间和锁骨上凹陷、吸气时胸腹矛盾运动。家长可能注意到患儿睡眠中出现呼吸停止，典型睡眠姿势为俯卧位，头转向一侧，颈部过度伸展伴张口呼吸。

三、并发症

患阻塞性睡眠呼吸暂停低通气综合征的儿童可出现语言缺陷、食欲降低和吞咽困难，并有非特异性行为异常，如不正常的害羞、反叛和攻击行为等。严重的病例可发生认知缺陷，记忆力下降，学习困难。长期未经治疗的患儿可出现呼吸系统、心血管系统并发症，如高血压、肺水肿、肺心病、心律失常、充血性心力衰竭、呼吸衰竭。

四、辅助检查

夜间多导睡眠监测检查是目前诊断儿童阻塞性睡眠呼吸暂停低通气综合征的标准方法，对任何年龄的患儿均可实施。没有条件行多导睡眠监测检查的患儿，可参考病史、体格检查、X 线鼻咽部侧位摄片、鼻咽喉内镜、鼾声录音、录像、脉氧仪等手段协助诊断。鼻咽侧位 X 线片或 CT 有助于气道阻塞部位的确定。

标准的多导睡眠监测应在夜间连续监测 6 小时以上，包括脑电图、眼动电图、下颏肌电图、下肢肌电图和心电图，同时应监测血氧饱和度、胸腹壁运动、口鼻气流、鼾声等。

五、诊断

儿童阻塞性睡眠呼吸暂停低通气综合征的诊断应结合临床表现、体检及多导睡眠监测仪检查的结果。病史应特别注意睡眠方面的情况，如睡眠的环境、时间、姿势、深睡状态、憋醒、打鼾、喘息等，体检时应注意颅面部结构、鼻咽部气道的通畅情况、舌、软硬腭的位置、悬雍垂的大小、长度等。

六、鉴别诊断

（一）原发性鼾症

原发鼾症患儿夜间打鼾但没有呼吸暂停和低通气，不伴血氧下降及觉醒；中枢性呼吸障碍患儿胸腹运动和口鼻气流同时停止或减低。

(二)发作性睡病

表现为白天嗜睡明显,病史中有发作性猝倒、睡瘫、睡眠幻觉等,多次小睡潜伏期试验有助于嗜睡程度的判断以及发现异常的快动眼睡眠。根据临床病史、体格检查及多导睡眠监测检查可鉴别。

七、治疗

治疗原则:早诊断、早治疗,解除上气道梗阻因素,预防和治疗并发症。

(一)外科治疗

1.腺样体切除术和扁桃体切除术

腺样体切除术和扁桃体切除术是治疗儿童阻塞性睡眠呼吸暂停低通气综合征的主要有效方法。需要指出的是,部分患儿腺样体、扁桃体切除术后仍有儿童阻塞性睡眠呼吸暂停低通气综合征残留,需要进一步的其他治疗。

2.其他外科治疗

包括颅面正颌手术,严重的病例可行气管切开术。但一些外科手术可能影响儿童的生长发育及生活质量,应慎重进行。

(二)持续气道正压通气治疗

持续气道正压通气治疗是治疗儿童阻塞性睡眠呼吸暂停低通气综合征的有效方法,可适用于各年龄段儿童。不能耐受持续气道正压通气治疗压力者,可试用双水平正压通气治疗。持续气道正压通气治疗/双水平正压通气治疗的压力滴定必须在睡眠实验室完成,并且需要定期调整。

(三)其他治疗

包括体位治疗、肥胖患儿减肥、吸氧、药物治疗等。由于过敏性鼻炎、鼻窦炎等鼻部疾病导致上气道阻塞者,应系统、规范地对症治疗。

第四节　支气管哮喘

支气管哮喘是由多种细胞(如嗜酸性粒细胞、肥大细胞、T 细胞、中性粒细胞及气道上皮细胞等)和细胞组分共同参与的气道慢性炎症性疾病。这种慢性炎症可导致气道高反应性,当接触多种刺激因素时,气道发生阻塞和气流受限,出现反复发作的喘息、气促、胸闷、咳嗽等症状,常在夜间和(或)清晨发作或加剧,多数患儿可经治疗缓解或自行缓解。

一、病因

遗传过敏体质(特应性体质)与本病的形成关系很大,多数患儿有婴儿湿疹、过敏性鼻炎和(或)食物(药物)过敏史。特应性是通过多基因以复杂方式进行遗传,约20%的患儿有家族史,在遗传与环境因素共同作用下导致发病。

二、发病机制

主要为慢性气道炎症、气流受限及气道高反应性。以肥大细胞的激活、嗜酸性粒细胞与活化T细胞浸润、许多炎性介质产生为特点。此时有4种原因致使气流受限:①急性支气管痉挛;②气道壁肿胀;③慢性黏液栓形成;④气道壁重塑。

支气管哮喘患儿用变应原激发后会出现即刻反应及迟发反应。即刻反应为支气管平滑肌痉挛所致,表现为第一秒用力呼气容积在初期迅速下降然后恢复正常。4小时后,出现迟发性气道反应,表现为第一秒用力呼气容积再次逐渐下降。迟发反应是由于黏液产生增加、黏膜水肿及炎症所致。

三、病理

大体标本可见肺组织有明显肺气肿,肺过度膨胀;大、小气道内填满黏液栓。显微镜下见支气管及毛细支气管的上皮细胞脱落、管壁嗜酸性粒细胞和单核细胞广泛浸润、血管扩张及微血管渗漏、基膜增厚、平滑肌肥厚和增生、杯状细胞增加、黏膜下腺体增生。黏液栓由黏液、血清蛋白、炎症细胞、细胞碎片混合组成。

四、支气管哮喘加重的诱因

变应原极多,包括室内的尘螨、动物毛屑、花粉等;呼吸道感染,尤其是病毒及支原体感染、强烈情绪变化、运动和过度通气、冷空气、药物如阿司匹林等。

五、临床表现

支气管哮喘的典型症状为咳嗽、胸闷、喘息及呼吸困难,特别是上述症状反复出现并常于夜间或清晨加重,在除外其他病因后要高度怀疑支气管哮喘。儿童慢性或反复咳嗽有时可能是支气管哮喘的唯一症状,即咳嗽变异性哮喘。

哮喘急性发作时可见吸气时出现三凹征,呼气相延长,同时颈静脉显著怒张。叩诊两肺呈鼓音,并有膈肌下移,心浊音界缩小。听诊呼吸音减弱,全肺可闻及喘鸣音和干性啰音。

特别严重的病例可见患儿烦躁不安,呼吸困难,以呼气困难为著,往往不能平卧，坐位时耸肩屈背，呈端坐样呼吸。查体面容惶恐不安，面色苍白，甚至冷汗淋漓、鼻翼翕动、口唇及指甲发绀。哮喘重度发作时，由于肺通气量减少，两肺几乎听不到呼吸音，称"沉默肺"，是支气管哮喘最危险的体征。

发作间歇期多数患儿症状可完全消失，肺部听不到哮鸣音。

六、辅助检查

（一）胸部 X 线检查

均应行胸部 X 线检查以除外肺实质病变、先天异常、直接或间接的异物征象。哮喘急性发作时胸片可正常，或有肺气肿、支气管周围间质浸润及肺不张。偶见气胸、纵隔气肿。

（二）过敏状态的评估

常用为体内试验或体外试验，其中体内试验多应用变应原作皮肤点刺试验，体外试验主要是血清变应原特异性免疫球蛋白 E 测定。

（三）肺功能检查

可确定是否有气流受限；在支气管扩张剂使用前后测定可确定气流受限的可逆性；也可用于监测病情变化及昼夜改变；在哮喘加重时，可判断气流受限程度及对治疗的反应。主要用一秒用力呼气容积/用力肺活量及呼气峰流速两种方法测定气流受限是否存在及其程度，适用于 5 岁以上患儿。儿童第一秒用力呼气容积/用力肺活量正常值＞85%。凡＜70%提示气流受限，比值越低气流受限程度越重。若第一秒用力呼气容积/用力肺活量测定有气流受限，在吸入支气管扩张剂 15 分钟后第一秒用力呼气容积增加 12%或更多，表明有可逆性气流受限，是诊断支气管哮喘的有利依据。

吸入支气管舒张试验前后的流速-容积环的变化，表明吸入支气管扩张剂后气道梗阻的可逆性。吸入支气管扩张剂 15 分钟后，第一秒用力呼气容积及用力肺活量均增加，第一秒用力呼气容积/用力肺活量也从 56%增加至 75%。

此外可查呼气峰流速，与第一秒用力呼气容积的相关性好，正常呼气峰流速在 24 小时中是有变化的，但变异率＜20%。若日间变异率＞20%、使用支气管扩张剂后增加 20%可以诊断为支气管哮喘。夜间和（或）清晨有症状，伴随每天呼气峰流速变异率＞20%是哮喘非常显著的特点，且可反映病情轻重。

（四）气道高反应性

肺功能在正常范围时，可用激发试验（醋甲胆碱、组胺或运动试验）观察气道是否存在高反应性。

七、诊断

支气管哮喘常可通过详细的病史询问作出诊断,如症状、触发因素、疾病过程、典型发作、对治疗的反应、家族及个人过敏史。并排除其他原因。有气流受限的证据,且气流受限及症状具可逆性。

(一)儿童哮喘诊断标准

(1)反复发作喘息、咳嗽、气促、胸闷,多与接触变应原、冷空气、物理、化学性刺激、呼吸道感染以及运动等有关,常在夜间和(或)清晨发作或加剧。

(2)发作时在双肺可闻及散在或弥漫性、以呼气相为主的哮鸣音,呼气相延长。

(3)上述症状和体征经抗哮喘治疗有效或自行缓解。

(4)除外其他疾病所引起的喘息、咳嗽、气促和胸闷。

(5)临床表现不典型者(如无明显喘息或哮鸣音),应至少具备以下1项:①支气管激发试验或运动激发试验阳性;②证实存在可逆性气流受限。支气管舒张试验阳性:吸入速效β_2受体激动剂(如沙丁胺醇)15分钟后第一秒用力呼气容积增加≥12%;或抗哮喘治疗有效:使用支气管扩张剂和口服(或吸入)糖皮质激素治疗1周后,第一秒用力呼气容积增加≥12%,最大呼气流量每天变异率(连续监测1~2周)≥20%。

符合(1)~(4)项或(4)(5)项者,可以诊断为哮喘。

(二)咳嗽变异性哮喘诊断标准

(1)咳嗽持续>4周,常在夜间和(或)清晨发作或加重,以干咳为主。

(2)临床上无感染征象,或经较长时间抗生素治疗无效。

(3)抗哮喘药物诊断性治疗有效。

(4)排除其他原因引起的慢性咳嗽。

(5)支气管激发试验阳性和(或)最大呼气流量每天变异率(连续监测1~2周)≥20%。

(6)个人或一、二级亲属特应性疾病史,或变应原检测阳性。

以上(1)~(4)项为诊断基本条件。

八、鉴别诊断

(一)毛细支气管炎

此病多见于1岁内小婴儿,冬春两季发病较多。也有呼吸困难和喘鸣音,但起病较缓，支气管扩张剂无显著疗效。病原主要为呼吸道合胞病毒，其次为副流感病毒。

(二)气管、支气管异物

有突然剧烈呛咳病史，可出现持久或间断的哮喘样呼吸困难，并随体位变换加重或减轻。一般异物多数阻塞在气管或较大支气管，以吸气困难为主要表现，异物若在一侧气管内，喘鸣音及其他体征仅限于患侧，有时尚可听到特殊拍击音，既往无喘息反复发作病史。经胸部X线检查可见纵隔摆动，支气管镜检查不但可明确诊断，还可取出异物。

九、治疗

(一)治疗原则

坚持长期、持续、规范、个体化的治疗原则。

1.发作期

快速缓解症状、抗炎、平喘。

2.缓解期

长期控制症状、抗炎、降低气道高反应性、避免接触触发因素、自我保健。

(二)治疗目标

(1)尽可能控制消除哮喘症状(包括夜间症状)。

(2)使哮喘发作次数减少，甚至不发作。

(3)肺功能正常或接近正常。

(4)能参加正常活动，包括体育锻炼。

(5)$β_2$受体激动剂用量降至最少，甚至不用。

(6)所用药物不良反应减至最少，甚至没有。

(7)预防发展为不可逆性气道阻塞。

哮喘发作的治疗，首先应对哮喘的严重程度进行判断，见表4-1。

表4-1 哮喘急性发作的严重度

临床特点	轻度	中度	重度	危重度
气促	走路时	说话时	休息时	
体位	可平卧	喜坐位	前弓位	
讲话方式	能成句	成短句	说单字	难以说话
精神意识	可有焦虑、烦躁	常焦虑、烦躁	常焦虑、烦躁	嗜睡、意识模糊

续表

临床特点	轻度	中度	重度	危重度
呼吸频率	轻度增加	增加	明显增加	减慢或不规则
辅助呼吸肌活动及三凹征	常无	可有	通常有	胸膜反常运动
哮鸣音	散在，呼气末期	响亮、弥漫	响亮、弥漫、双相	减弱甚至消失
脉率	略增加	增加	明显增加	减慢或不规则
奇脉(kPa)	不存在，＜1.33	可有，1.33～3.33	通常有，2.67～5.33	不存在(提示呼吸肌疲劳)
使用速效 β_2 受体激动剂后呼气流量峰值占正常预计值或本人最佳值的百分数(%)	＞80	60～80	＜60 或治疗效应维持＜2 小时	＜33
动脉血氧分压(吸空气)(kPa)	正常	＞8	＜8，可能有发绀	呼吸衰竭
动脉血二氧化碳分压(kPa)	＜6	＜6	≥6，短时间内明显上升	呼吸衰竭
动脉血氧饱和度(吸空气)	＞0.95	0.92～0.95	0.90～0.92	＜0.90

(三)阶梯治疗方案

任何年龄患儿治疗方案的确定，均要根据平时病情轻重程度而定，之后根据病情变化及治疗反应进行调整。每 1～3 个月审核 1 次治疗方案，若哮喘得以控制3 个月以上时，可逐步降级治疗。若未能控制，要立即升级治疗，但首先应审核患儿的用药技术、是否遵循用药方案、如何避免变应原和其他触发因素等。

(四)吸入治疗

吸入治疗是目前治疗哮喘最好的方法。吸入药物以较高浓度迅速到达病变部位，因此起效迅速，且所用药物剂量较小，即使有极少量药物进入血液循环，也可在肝脏被迅速灭活，全身不良反应较轻，故应大力提倡。

＜2 岁、2～5 岁可用气流量≥6 L/min 的氧气或压缩空气(空气压缩泵)作为动力，通过雾化器吸入药物；也可采用有活瓣的面罩储雾罐及压力式定量气雾装置。5～7 岁除上法外，亦可用吸入器吸入干粉剂。＞7 岁已能使用定量气雾装置，也可用干粉剂或有活瓣的储雾罐吸入。

(五)哮喘常用药物

1.糖皮质激素

糖皮质激素是最有效的抗炎药物。吸入用药具有较强的呼吸道局部抗炎作用,用于哮喘发作的预防。在哮喘急性发作时应与吸入型 β_2受体激动剂或茶碱合用。吸入药物的局部不良反应为口咽部念珠菌感染、声音嘶哑,或上呼吸道不适。吸药后用清水漱口可减轻局部反应和胃肠吸收。急性发作的患儿,如吸入糖皮质激素不能缓解,可早期口服糖皮质激素,以防病情恶化。严重哮喘发作时应及早静脉滴注糖皮质激素,如琥珀酸氢化可的松每次 5～10 mg/kg,或甲泼尼龙每次 1～2 mg/kg。

2.肥大细胞膜稳定剂

色甘酸钠是一种非糖皮质激素类抗炎制剂,可抑制免疫球蛋白 E 诱导的肥大细胞释放介质。吸入用药用于预防哮喘发作,也可预防运动、冷空气等引起的急性气道收缩及季节性哮喘发作。定量气雾装置每次 5～10 mg,每天 3～4 次。

3.白三烯受体拮抗剂

白三烯受体拮抗剂是非糖皮质激素类抗炎药物,如孟鲁司特。在哮喘治疗中可作为二级治疗的单独用药或二级以上治疗的联合用药。

4.支气管扩张剂

可舒张气道平滑肌,增加黏液纤毛清除功能,调节肥大细胞、嗜碱性粒细胞介质的释放。吸入用药包括沙丁胺醇和特布他林,通过气雾剂或雾化器吸入,5～10 分钟即可见效,维持 4～6 小时。多用于治疗哮喘急性发作或预防运动性哮喘。切忌过分或盲目增加使用次数。过量使用可引起危及生命的心律失常,甚至猝死。长效 β_2受体激动剂,如沙美特罗和福莫特罗,主要与吸入型糖皮质激素联合使用。

5.茶碱

茶碱具有舒张支气管平滑肌、强心、利尿、扩张冠状动脉的作用,此外还可兴奋呼吸中枢和呼吸肌,还具有抗炎和免疫调节作用。但由于其安全性问题,临床不推荐常规应用,但茶碱缓释片有一定应用地位。

6.抗胆碱药

吸入型抗胆碱药物,如溴化异丙托品,可阻断节后迷走神经传出支,通过降低迷走神经张力而舒张支气管,其舒张支气管的作用较 β_2受体激动剂弱,起效也较缓慢,可与 β_2受体激动剂联合吸入。

7.特异性免疫治疗

在无法避免接触变应原或药物治疗无效时,可考虑针对变应原进行特异性免疫治疗。如用花粉或尘螨提取物做脱敏治疗。

8.免疫调节剂

因反复呼吸道感染诱发喘息发作者可酌情加用。

9.中药

急性发作期要辨证施治。缓解期用健脾、补肾等扶正。“三伏贴”穴位疗法可作为辅助治疗,但其有效性尚需进一步临床验证。

(六)缓解期的处理

病情缓解后应继续吸入维持量糖皮质激素,至少 6 个月或更长时间。

第五节　先天性肺囊肿

先天性肺囊肿是肺组织胚胎发育异常所形成的畸形,是较常见的先天性肺部发育异常,多在婴幼儿期出现症状,也可于新生儿期发病。囊肿可为单个或多个,部分患儿同时伴有多囊肾、多囊肝等其他先天畸形。

一、病因和分类

肺芽在胚胎发育第 4～6 周开始分支。本病是胚胎发育过程中由于肺芽分支发育异常,造成支气管的 1 段或多段完全或不完全闭锁,与肺芽分离,支气管远端逐渐扩张形成盲囊,囊内细胞分泌黏液聚集膨大而形成囊肿。如肺芽在未分支前形成囊肿,仅涉及 1 个肺芽,则形成孤立性肺囊肿;如不发育的索条状部分已分支,涉及多个胚芽,则形成多发性肺囊肿。

先天性肺囊肿可分为支气管源性,肺泡源性和混合型 3 种,以支气管源性囊肿最为多见。囊肿发生在支气管称为支气管源性肺囊肿,囊肿可发生于 1 个或多个部位,多数位于纵隔内或靠近纵隔,肺外囊肿也有报道,如肾上腺区、颈部、心包、舌底和前胸壁皮下,甚至椎管内。囊肿发生于近肺泡的细支气管称为肺泡源性肺囊肿,多位于肺叶外周的肺实质内,可侵及 1 个或多个肺叶,多与支气管相通。

形态学上有气囊肿、液囊肿和气液囊肿 3 种类型。支气管盲端呈囊状扩张,内含气体,称为气囊肿;如囊肿与正常支气管不相通,囊内仅有黏液,称为液囊肿。如相通的部位形成活瓣,空气易进不易出,则形成张力性气囊肿,可压迫肺组织形成纵隔疝。

二、病理

支气管源性囊肿其囊壁为支气管结构,壁内衬纤毛柱状上皮细胞或立方上皮细胞,外覆纤维组织壁,同时可见透明软骨、支气管型腺体;因与正常的支气管树不相通,不参加呼吸活动,故无碳末沉积。肺泡源性肺囊肿以囊壁内缘覆盖单层柱状上皮或单层纤毛上皮为特征,外层无肌纤维。

三、临床表现

无特异性,主要表现为肺部感染及肺、气管受压。临床表现轻重取决于囊肿大小、部位,以及有无并发感染、气胸等。超过 1/3 的患儿出生后可无症状,在行胸部 X 线检查时发现。有症状者多在婴幼儿期发病,临床表现与囊肿压迫周围脏器有关,如压迫气管通常表现为咳嗽、喘鸣、呼吸困难;当囊内合并出血和继发感染时,囊内压突然增大,可出现感染和急性压迫症状;若囊肿破裂,形成张力性气胸,则出现严重呼吸困难、发绀,患侧叩诊呈鼓音、呼吸音减弱、纵隔移位,严重者可危及生命。

四、辅助检查

(一)X 线检查

胸部正侧位片是诊断和随访的重要检查,单发囊肿表现为圆形或类圆形的透亮影,密度均匀,边缘清楚,囊壁菲薄;多发囊肿可表现为多个圆形或类圆形阴影。若囊肿与支气管相通,可见气液平面。

(二)CT 检查

CT 可以更好地显示囊肿的大小、数目、囊壁厚度、气液平面、囊肿与邻近结构的关系并准确定位,为外科手术提供可靠的解剖信息(图 4-1)。

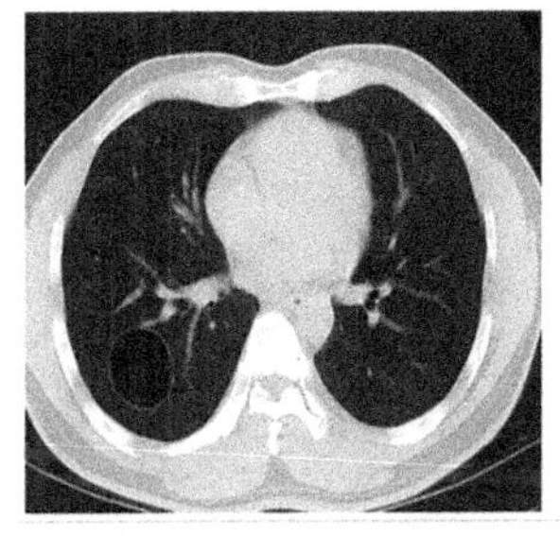

图 4-1 先天性肺囊肿(胸部 CT)

(三)MRI 检查

MRI 可更好地显示病变部位的血供情况,且有助于发现肺外囊肿,如脊柱、肾上腺区等部位的囊肿。

(四)超声检查

B 超能分辨出靠近胸壁的病变为实质性还是囊性,彩色多普勒超声能分辨出病变的血供情况,有助于与肺隔离症相鉴别;且能用于先天性肺囊肿的产前诊断,目前诊断准确率已达 70%。

五、诊断

本病临床表现无特异性,诊断主要依靠影像学检查,包括 X 线片、CT、MRI 等。病史以及影像学检查是诊断的要点。

先天性肺囊肿易被误诊,应与肺炎、肺大疱、肺脓肿、肺结核空洞、肺隔离症、支气管扩张、气胸及膈疝等鉴别。

六、治疗

治疗主要以外科手术为主。一经确诊,在无急性炎症情况下应尽早手术治疗,任何年龄都可以进行手术。囊肿合并肺部感染而病情一般者,宜先行抗感染治疗,待感染控制后再行手术。并发张力性气胸患儿,囊内放引流管减压后行急诊手术。无症状性肺囊肿也应择期手术。手术治疗的原则是既要彻底切除病变组织,又要尽可能保留正常肺组织。手术切除的方法及范围应根据病变的范围、数目、部位,以及周围肺组织的情况而定。

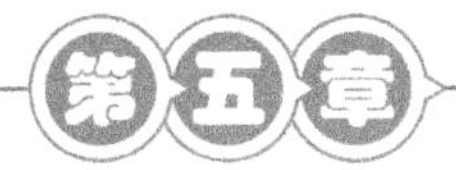

心血管系统疾病

第一节　先天性心脏病

一、房间隔缺损

(一)概述

房间隔缺损是小儿常见的先天性心脏病，占先天性心脏病发病总数的10%左右。根据解剖病变部位的不同，可分为3种类型：第一孔型(原发孔)缺损、第二孔型(继发孔)缺损和静脉窦型缺损。房间隔缺损可单独存在，也可合并其他畸形，较常见的为肺静脉异常回流、肺动脉瓣狭窄及二尖瓣裂缺等。

(二)病理生理

房间隔缺损时左向右分流量取决于缺损的大小、两侧心室的相对顺应性和体、肺循环的相对阻力。新生儿及婴儿早期，由于左、右两侧心室充盈压相似，通过房间隔缺损的分流量受到限制，随着体循环压力的增高，肺阻力及右心室压力的降低，心房水平自左向右的分流增加。小型房间隔缺损分流量小；大型房间隔缺损时，左心房水平大量含氧量高的血流向右心房分流，右心房接受腔静脉回流血量加上左心房分流的血量，导致右心室舒张期容量负荷过重，肺循环血流量可为体循环的2～4倍。当分流量超过肺血管床容量的限度时，可产生肺动脉高压。

(三)临床表现

1.症状

婴儿期房间隔缺损大多无症状。一般由常规体格检查或闻及杂音而发现此病。儿童期可表现为乏力、活动后气促。大分流量可因体循环血量不足而影响发育，患儿体格较小、消瘦、乏力、多汗和活动后气促，并因肺循环充血而易患支气管炎或肺炎。当哭闹、患肺炎或心力衰竭时，右心房压力可超过左心房，出现暂时性右向左分流而呈现皮肤青紫。

2.体征

心前区较饱满，右心搏动增强，心浊音界扩大。第一心音正常或分裂，后者主要由于二尖瓣关闭音提前所致。通过肺动脉瓣的血流增加，造成肺动脉瓣相对狭窄，胸骨左缘第二～三肋间产生收缩中期Ⅱ～Ⅲ级喷射性杂音。肺动脉瓣延迟关闭，产生不受呼吸影响的肺动脉瓣区第二心音固定分裂。分流量大时，通过三尖瓣的血流量增多，造成三尖瓣相对狭窄，胸骨左缘下方可闻及舒张期隆隆样杂音。肺动脉扩张明显或有肺动脉高压者，可在肺动脉瓣区听到第二心音亢进和收缩早期喀喇音。如同时合并二尖瓣脱垂，心尖区可闻及全收缩期或收缩晚期杂音。

(四)辅助检查

1.心电图

电轴右偏，显示右心室肥大，右侧心前区导联可有不完全右束支传导阻滞，QRS 波群呈为 rsR’型，P-R 间期可延长，可能为室上嵴肥厚和右心室扩张所致。少数可有 P 波高尖。如果电轴左偏，提示原发孔型房间隔缺损伴二尖瓣裂缺。

2.X 线检查

右心房、右心室、肺动脉均可扩大，肺门血管影增粗，搏动强烈，透视下可见肺动脉总干及分支随心脏搏动而一明一暗的“肺门舞蹈”征。原发孔型房缺二尖瓣有严重反流时，左心房、左心室扩大。

3.超声心动图

右心房、右心室、右心室流出道扩大，室间隔与左心室后壁呈矛盾运动(即同向运动)，是右心室舒张期容量负荷过重所致。二维超声心动图可直接探测到房间隔缺损的部位及大小，通过叠加脉冲和彩色多普勒观察血流特点可进一步明确诊断。大多数单纯房间隔缺损经超声心动图检查后可明确诊断，无须心导管检查而可直接接受矫治手术。

4.心导管检查

当临床资料与诊断不一致，或怀疑有严重肺动脉高压存在时，需做心导管检查。右心导管可发现右心房血氧含量较上、下腔静脉平均血氧高。导管可通过缺损经右心房进入左心房，还能了解肺动脉压力、阻力及分流大小。

(五)并发症

继发孔型房间隔缺损在儿童时期能较好地被耐受，通常到 20 岁左右才有症状。肺动脉高压、房性心律失常、三尖瓣或二尖瓣关闭不全及心力衰竭是晚期的表现。感染性心内膜炎很少见。

(六)治疗

房间隔缺损患儿症状明显者宜早期施行手术治疗。临床症状较轻或无症状、但有血流动力学异常改变者，宜在 2～6 岁行手术修补治疗。部分患儿可通过心导管植入扣式双盘堵塞装置、蚌状伞或蘑菇伞关闭继发孔型房间隔缺损，目前适用于年龄＞2 岁的患儿，缺损周围有足够房间隔边缘。近-中期效果良好，长期疗效有待随访观察。

二、室间隔缺损

(一)概述

室间隔缺损是儿童先天性心脏病中最常见的类型，占先天性心脏病总数的25％左右。根据缺损部位可分为 3 种类型。

1.膜周部缺损

单纯膜部缺损很少见，多数表现为膜部及其周边组织缺损，故称为膜周型，此型最多见，占 60％～70％。

2.肌部缺损

缺损位于肌部室间隔，占 15％～25％。

3.漏斗部缺损

缺损位于右心室流出道、室上嵴与肺动脉瓣环之间，该型在西方国家占 3％～6％，但东方人发生率较高，占 19％。室间隔缺损可单独存在，也可与心脏其他畸形并存。

(二)病理生理

在胚胎第 4～8 周由心室间隔将原始心室分隔成左、右心室，室间隔包括圆锥间隔部、膜部及肌部，室间隔缺损是由于室间隔组成部分的发育不良或发育障碍所致。由于左心室的收缩压显著高于右心室，因此室间隔缺损时，分流方向为从左心室到右心室，造成肺循环血流量增加。室间隔缺损的血流动力学改变与缺损大小及肺血管床发育状况有关。小型缺损(按体表面积校正，＜5 mm/m^2)分流量很小，可以无功能上的紊乱。中等大小缺损(5～10 mm/m^2)时，有明显分流，肺循环血流量超过正常 2～3 倍，肺动脉压正常或轻度升高；大型缺损(＞10 mm/m^2)，肺循环血流量可为体循环的 3～5 倍。肺循环血流量增加使肺小动脉痉挛，产生动力型肺动脉高压，以后，渐渐引起继发性肺小动脉内膜和中层的增厚及硬化，形成阻力型肺动脉高压。此时，左向右分流量逐渐减少，继而呈现双向分流，甚至反向分流，临床上出现发绀，发展成为艾森门格（胃食管反流）综合征。

(三)临床表现

1.症状

小型室间隔缺损，多无临床症状，往往在体格检查时，因闻及胸骨左缘下方粗糙的全收缩期杂音而被发现。中、大型缺损在新生儿后期及婴儿期即可出现症状，如喂养困难、吮乳时气急、苍白、多汗，体重不增，反复呼吸道感染，出生后半年内常发生充血性心力衰竭。

2.体征

胸骨左缘下方可闻及响亮粗糙的全收缩期吹风样杂音，向心前区及后背传导，并有震颤，心尖部可闻及较短的舒张期隆隆样杂音（因为分流量较大导致相对性二尖瓣狭窄）。肺动脉高压时肺动脉瓣区第二心音增强；当有明显肺动脉高压或艾森曼格综合征时，临床出现发绀，并逐渐加重，此时心脏杂音往往减轻，肺动脉瓣区第二心音显著亢进。

(四)辅助检查

1.心电图

小型室间隔缺损心电图属正常范围，而大型缺损为左、右心室合并肥大。

2.X 线检查

小型缺损心肺 X 线检查无明显改变。大型缺损心肺 X 线检查可见心影呈中度或以上增大，肺动脉段明显突出，肺血管影增粗，搏动强烈，左、右心室增大，左心房也大，主动脉影正常或较小，肺动脉高压者以右心室增大为主。

3.超声心动图

二维超声心动图可以准确探查室间隔缺损的部位、大小、数目和类型，叠加彩色血流显像还可以明确分流方向、速度。在无肺动脉口狭窄的病例，尚可利用连续波多普勒技术无创性估测肺动脉压力。

4.心导管检查及选择性左心室造影

单纯性室间隔缺损者无须施行创伤性心导管检查。如有重度肺动脉高压、主动脉瓣脱垂、继发性右心室漏斗部狭窄或合并其他心脏畸形时，才需要做心导管检查。右心导管检查可以发现右心室血氧含量高于右心房，并可测定肺动脉压力及推算肺小动脉阻力情况。

(五)并发症

常见的并发症包括感染性心内膜炎、充血性心力衰竭、主动脉瓣脱垂和继发性漏斗部狭窄。

(六)治疗

25%～40%的膜周部、肌部缺损可能自行关闭(大多在 3 岁之前),主要由于三尖瓣隔瓣的粘连、间膈肌的增厚或纤维组织增生所致,有的会形成膜部瘤。因此,血流动力学变化较轻、没有明显症状者可以随访观察。因有发生感染性心内膜炎的危险,一般建议在学龄前进行外科手术或介入治疗。大型缺损症状明显、内科治疗无效或婴儿期出现肺动脉高压及漏斗部缺损者等有手术指征。如出现艾森曼格综合征则大多失去手术指征。

三、动脉导管未闭

(一)概述

动脉导管未闭占先天性心脏病发病总数的 15%。胎儿期动脉导管开放是血液循环的重要通道,出生后,随着首次呼吸的建立,动脉氧分压的增高、肺循环阻力的降低,动脉导管渐渐关闭,经数月到 1 年,在解剖学上也完全关闭。若持续开放并产生病理生理改变,即称为动脉导管未闭。未闭动脉导管的大小、长短和形态不一,一般分为 3 型。

1.管型

导管长度多在 1 cm 左右,直径粗细不等。

2.漏斗型

长度与管型相似,但其近主动脉端粗大,向肺动脉端逐渐变窄。

3.窗型

肺动脉与主动脉紧贴,两者之间为一孔道,直径往往较大。

动脉导管未闭大多单独存在,但有 10%的病例合并其他心脏畸形,如主动脉缩窄、室间隔缺损、肺动脉狭窄等。

(二)病理生理

出生后动脉导管关闭的机制包括多种因素。在组织结构方面,动脉导管的肌层丰富,含有大量凹凸不平的螺旋状弹性纤维组织,易于收缩闭塞。而出生后体循环中氧分压的增高,强烈刺激动脉导管平滑肌收缩。此外自主神经系统的化学解体如激肽类的释放也能使动脉导管收缩。未成熟儿动脉导管平滑肌发育不良、平滑肌对氧分压的反应低于成熟儿,故早产儿动脉导管未闭发病率高,占早产儿的20%,且伴呼吸窘迫综合征者的发病率更高。分流量的大小与导管的粗细及主、肺动脉的压差有关。由于主动脉在收缩期和舒张期的压力均超过肺动脉,因而通过未闭动脉导管的左向右分流的血液连续不断,使肺循环及左心房、左心室、升主动脉的血流量明显增加,左心室容量负荷加重,其排血量达正常时的2~4倍,部分患儿左心室搏出量的70%可通过大型动脉导管进入肺循环,导致左心房、左心室扩大,甚至发生充血性心力衰竭。大量血流向肺循环形成冲击,肺小动脉可有反应性痉挛,形成动力性肺动脉高压;继之管壁增厚硬化导致梗阻性肺动脉高压,此时右心室收缩期负荷过重,右心室代偿性肥厚,一旦失代偿则导致心力衰竭。当肺动脉压力超过主动脉压时,左向右分流明显减少或停止,产生肺动脉血流逆向分流入主动脉,患儿呈现差异性发绀(下半身皮肤青紫,左上肢皮肤可有轻度青紫,右上肢正常)。

(三)临床表现

1.症状

动脉导管细小者临床上可无症状。导管粗大者可有反复呼吸道感染、喂养困难及生长发育落后等症状。

2.体征

胸骨左缘第一肋间可闻及连续性“机器”样杂音,占整个收缩期和舒张期,于收缩末期最响,杂音向左锁骨下、颈部和背部传导,当合并肺动脉高压时,杂音的舒张期成分可能减弱或消失。新生儿期因肺动脉压力较高,往往仅听到收缩期杂音。分流量大者因相对性二尖瓣狭窄而在心尖部可闻及较短的舒张期杂音。肺动脉瓣区第二心音增强。由于舒张压降低,脉压增宽,可出现周围血管体征,如水冲脉、指甲床毛细血管搏动等。

早产儿动脉导管未闭时,出现周围动脉搏动宏大,锁骨下或肩胛间闻及收缩期杂音(偶闻及连续性杂音),心前区搏动明显。

(四)辅助检查

1.心电图

分流量大者可有不同程度的左心室肥大,偶有左心房肥大,显著肺动脉高压者,左、右心室肥厚,严重者甚至以右心室肥厚为主。

2.X线检查

动脉导管细者心血管影可正常。分流量大者示心胸比增大,左心室增大,心尖向下扩张,左心房亦轻度增大。肺循环血流量增多,肺动脉段突出,肺门血管影增粗。肺动脉高压时,肺门处肺动脉总干及其分支扩大,而远端肺小动脉细小,右心室有扩大肥厚的征象。主动脉结正常或凸出。

3.超声心动图

二维超声心动图可以直接探查到未闭合的动脉导管。脉冲多普勒超声在动脉导管开口处也可探测到典型的收缩期与舒张期连续性湍流频谱。叠加彩色多普勒超声可见红色血流讯号出自降主动脉,通过未闭导管沿肺动脉外侧壁流动;在重度肺动脉高压时,可见蓝色血流讯号自肺动脉经未闭导管反向进入降主动脉。

4.心导管检查

当肺血管阻力增加或疑有其他合并畸形时有必要施行心导管检查,可发现肺动脉血氧含量较右心室高。有时心导管可以从肺动脉通过未闭导管插入降主动脉。

5.心血管造影

逆行主动脉造影对复杂病例的诊断有重要价值,在主动脉根部注入造影剂可见主动脉与肺动脉同时显影,未闭动脉导管也能显影。

(五)并发症

感染性动脉炎、心内膜炎、充血性心力衰竭等是常见的并发症。少见的并发症有肺动脉和动脉导管瘤样扩张、动脉导管钙化及血栓形成。

(六)治疗

为防止患儿发生感染性心内膜炎,有效治疗和控制心功能不全和肺动脉高压等症状,不同年龄段的患儿均应通过手术或介入方法关闭动脉导管。早产儿动脉导管未闭的处理视分流大小、呼吸窘迫综合征情况而定;症状明显者,需行抗心力衰竭治疗,出生后1周内使用吲哚美辛治疗,但仍有10%的患儿需手术治疗。目前选择弹簧圈或蘑菇伞等堵塞装置关闭动脉导管。

四、肺动脉瓣狭窄

(一)概述

肺动脉瓣狭窄是一种常见的先天性心脏病,单纯性肺动脉瓣狭窄约占先天性心脏病的10%,约有20%的先天性心脏病合并肺动脉瓣狭窄。可分为两种类型。

1.典型肺动脉瓣狭窄

肺动脉瓣瓣叶交界处互相融合,使瓣膜开放受限,瓣口狭窄;瓣叶结构完整,瓣环正常,肺动脉干呈狭窄后扩张。

2.发育不良型肺动脉瓣狭窄

肺动脉瓣叶形态不规则且明显增厚或呈结节状,瓣叶间无粘连,瓣叶启闭不灵活,瓣环发育不良,肺动脉干不扩张或发育不良。此病常有家族史,常合并Noonan综合征。

(二)病理生理

右心室向肺动脉射血遇到瓣口狭窄的困阻,导致右心室必须提高收缩压方能向肺动脉泵血,其收缩压提高的程度与狭窄的严重性成正比,右心室向心性肥厚、狭窄严重者,心室腔小,心内膜下心肌可有缺血性改变,可导致右心衰竭;右心房有继发性增大,心房壁增厚,卵圆孔开放,或伴有房间隔缺损。轻、中度肺动脉瓣狭窄患儿的体、肺循环血流量随年龄而增长,故右心室收缩压必须不断增加以维持心排血量,而且随着年龄增长、心率下降,每搏输出量也将相应增加,这将加重右心室的阻力负荷。如肺动脉瓣狭窄很重,右心室输出量大幅度减少,腔静脉血回流入右心房后大多通过卵圆孔或房间隔缺损流入左心房、左心室,皮肤青紫明显。

(三)临床表现

1.症状

轻度狭窄者可完全无症状;中度狭窄者在3岁内无症状,但年长后劳动时即感易疲劳及气促;严重狭窄者中度体力劳动后亦可发生呼吸困难和乏力,突有昏厥甚至猝死。亦有患儿活动时感胸痛或上腹痛,可能由于心排出量不能相应提高,致使心肌供血不足或心律失常所致,提示预后不良,应着手准备手术。

2.体征

生长发育多正常,半数患儿面容硕圆,面颊和指端可能暗红;狭窄严重者皮肤可有青紫,大多由于经卵圆孔的右向左分流所致,如伴有大型房间隔缺损可有严重青紫,并伴有杵状指(趾)。颈静脉有明显的搏动者提示狭窄严重,其收缩期前搏动在肝区亦可扪及。心前区可较饱满,有心力衰竭时心脏扩大;左侧胸骨旁可触及右心室的抬举搏动,心前区搏动弥散,甚至可延伸到腋前线。胸骨左缘第2～3肋间可闻及收缩期震颤并可向胸骨上窝及胸骨左缘下部传导。听诊时胸骨左缘上部有洪亮的Ⅳ/Ⅵ级以上喷射性收缩期杂音,向左上胸、心前区、颈部、腋下及背面传导。第一心音正常，轻度和中度狭窄者可听到收缩早期喀喇音，狭窄越重，喀喇音出现越早，甚至与第一心音相重，使第一心音呈金属样的声音。喀喇音是由于增厚但仍具弹性的瓣膜在开始收缩时突然绷紧所致。第二心音分裂，分裂程度与狭窄严重程度成正比。

（四）辅助检查

1.心电图

显示右心房扩大、P 波高耸，右心室肥大，电轴右偏，其程度取决于狭窄的严重程度。右胸前导联显示 R 波高耸，狭窄严重时出现 T 波倒置、ST 段压低。

2.X 线检查

轻、中度狭窄时心脏大小可正常，重度狭窄时如心功能尚可，心脏仅轻度增大；如有心力衰竭，则心脏明显增大，主要为右心室和右心房扩大。狭窄后的肺动脉扩张为本病特征性的改变，有时扩张延伸到左肺动脉，但在婴儿期扩张多不明显。

3.超声心动图

二维超声心动图可显示肺动脉瓣的厚度、收缩时的开启情况及狭窄后扩张。多普勒超声可检查心房水平有无分流，更重要的是可较可靠地通过测量右心室与肺动脉之间的收缩期压差估测肺动脉瓣狭窄的严重程度。

4.心导管检查

右心室压力明显增高，可与体循环压力相等，而肺动脉压力明显降低，心导管从肺动脉向右心室退出时的连续曲线可显示明显的无过渡区的压差。

5.心血管造影

右心室造影可见明显的“射流征”，同时可显示肺动脉瓣叶增厚和（或）发育不良及肺动脉总干的狭窄后扩张。

（五）并发症

可发生感染性动脉炎、心内膜炎、心力衰竭等并发症。

（六）治疗

目前，球囊扩张瓣膜成形术是大多数肺动脉瓣狭窄患儿的首选治疗方法。严重肺动脉瓣狭窄患儿应尽早接受治疗，如无介入治疗适应证，如合并肺动脉瓣环发育不良，则应接受外科手术。部分肺动脉瓣狭窄者可伴有漏斗部肥厚、狭窄，但一旦肺动脉瓣狭窄解除，大多数漏斗部肥厚可逐渐消退。

五、法洛四联症

(一)概述

法洛四联症是 1 岁以后最常见的发绀型先天性心脏病,占所有先天性心脏病的 10%。法洛四联症由 4 个畸形部分组成:①右心室流出道梗阻;②室间隔缺损;③主动脉骑跨;④右心室肥厚。约 20%合并右位主动脉弓。

(二)病理生理

其基本畸形是由于室间隔漏斗部的前移所致。室间隔缺损通常很大,接近主动脉口的直径,多位于主动脉右冠瓣下方。主动脉根部骑跨于室间隔之上。肺动脉梗阻的部位各异,50%病例为漏斗部狭窄,20%~25%同时伴有肺动脉瓣狭窄,少数病例为肺动脉瓣上及周围肺动脉狭窄,或一侧(通常左侧)肺动脉缺如。血流动力学变化主要取决于右心室流出道的梗阻程度,当梗阻严重时,肺动脉血流显著减少,大量未氧合的体静脉血流通过室间隔缺损、骑跨主动脉产生右向左分流。临床呈现严重发绀、血液黏滞度增高、红细胞计数增多。此时,支气管动脉、动脉导管或其他侧支循环常参与肺部血供。

(三)临床表现

1.症状

(1)皮肤青紫:为其主要表现,其程度和出现的早晚与肺动脉口狭窄程度有关,大多在出生 3 个月后出现,此时动脉导管关闭,缺氧症状加重。多见于毛细血管丰富的浅表部位,如唇、指(趾)甲床、球结合膜等。患儿活动耐力差,稍一活动如啼哭、情绪激动、体力劳动、寒冷等,即可出现气急及皮肤青紫加重。

(2)蹲踞症状:患儿多有蹲踞症状,每于行走、游戏时,常主动下蹲片刻。蹲踞时下肢屈曲,使静脉回心血量减少,减轻了心脏负荷,同时下肢动脉受压,体循环阻力增加,使右向左分流量减少,从而缺氧症状暂时得以缓解。不会行走的小婴儿常喜欢大人抱起,双下肢呈屈曲状。

(3)缺氧发作:多见于婴儿,发生的诱因为吃奶、哭闹、情绪激动、贫血、感染等。表现为阵发性呼吸困难,严重者可表现为突然昏厥、抽搐,甚至死亡。其原因是在肺动脉漏斗部狭窄的基础上,突然发生该处肌痉挛,引起一时性肺动脉梗阻,使脑缺氧加重所致。年长儿常诉头痛、头昏。

2.体征

生长发育一般较迟缓,智能发育亦可能稍落后于正常儿。心前区略隆起,胸骨左缘第二～四肋间可闻及Ⅱ～Ⅲ级粗糙喷射性收缩期杂音，此为肺动脉狭窄所致，一般无收缩期震颤。肺动脉瓣区第二音减弱。部分患儿可听到单一、响亮的第二心音，是主动脉增宽占据肺动脉瓣听诊区所致，多见于肺动脉狭窄较严重者，狭窄极严重者可听不到杂音。有时可听到侧支循环的连续性杂音。发绀持续6个月以上，出现杵状指(趾)，表现为指(趾)端膨大如鼓槌状，是由于患儿长期缺氧，可使指(趾)端毛细血管扩张增生，导致局部软组织和骨组织也增生肥大。

(四)辅助检查

1.心电图

常显示右心室肥大，其次右心房肥大。

2.X线检查

心影大小属正常范围，呈“靴形”。肺血管影显著减少，主动脉弓可能位于右侧，升主动脉通常扩大，侧支循环丰富者两肺呈网状肺纹理。

3.超声心动图

显示主动脉增宽，主动脉前壁与室间隔连续中断，右心室流出道狭窄，肺动脉及其分支发育不良，大型室间隔缺损一般位于膜周部延及主动脉瓣下。彩色血流显像可见室间隔水平呈双向分流，右心室将血流直接注入骑跨的主动脉。

4.心导管检查及选择性右心室造影

可全面评估右心室流出道、肺动脉瓣、瓣环的结构、肺动脉及其主要分支内径，以及冠状动脉的情况。

(五)并发症

易发生以下几种并发症：由红细胞计数增多引起的栓塞，其中尤以脑栓塞多见，可发生脑脓肿，多见于2岁以上。感染性心内膜炎可发生在右心室漏斗部、三尖瓣、肺动脉瓣或主动脉瓣。

(六)治疗

平时应预防感染，防治脱水和并发症。缺氧发作轻者使其取膝胸位即可缓解，重者应立即吸氧，给予普萘洛尔每次0.1 mg/kg，必要时也可皮下注射吗啡每次0.1～0.2 mg/kg；纠正酸中毒，给予5%碳酸氢钠1.5～5.0 mL/kg静脉推注。以往常有缺氧发作者，可口服普萘洛尔1～3 mg/(kg·d)。平时应避免引起缺氧发作的诱因，如贫血、感染，尽量保持患儿安静。经上述处理后仍不能有效控制发作者，应考虑急症外科手术修补。轻症患儿可考虑于幼儿期行一期根治手术，但重症患儿应尽早行根治术。重症患儿可在婴儿期先行姑息手术，等肺血管发育好转后再做根治术。目前常用的姑息手术有锁骨下动脉-肺动脉分流术、上腔静脉-右肺动脉吻合术等。

六、完全性大动脉换位

（一）概述

完全性大动脉换位是新生儿期最常见的发绀型先天性心脏病，约占先天性心脏病的5%。主要畸形为主动脉出自解剖右心室，肺动脉出自解剖左心室，主动脉与二尖瓣间的纤维连续中断。大多数患儿的主动脉位于肺动脉的右前方，又称右型大动脉换位。若不及时治疗，30%死于出生后1周，90%死于1岁以内。

（二）病理生理

胚胎发育的第五～七周，动脉干被一纵隔分成肺动脉和主动脉，随后纵隔的近端发生螺旋形扭转，使主动脉与左心室相连，肺动脉与右心室相连。若扭转不全或未呈螺旋形扭转，则形成主、肺动脉换位，此时主动脉位于右前方，与右心室相连接，肺动脉位于左后方，与左心室相连。这样体、肺循环各自成为2个独立平行的循环，出生后此两循环之间必须要有交通，患儿才得以生存，约2/3病例有动脉导管未闭，约1/2病例伴随室间隔缺损，几乎所有病例均存在心房之间的交通。

动脉血氧饱和度主要取决于2个循环间存在的分流量大小。不论体、肺循环间的交通何处有分流，血液的聚积总偏于一侧。例如：向左分流的血仍回到左心，向右分流者仍回到右心，使该侧心腔容量增大，压力增高；而当压力增高后，血液分流方向即发生改变，血液又逐渐聚积于另一侧。这样周而复始，临床上发生左、右心室周期性扩大和缩小现象，引起两心室的扩张和肥厚，患儿终因缺氧和心力衰竭而死亡。

（三）临床表现

1.症状

出生时体重往往大于正常。出生后即有发绀、气急，可有充血性心力衰竭。皮肤青紫出现早，半数于出生时即存在，绝大部分始于1个月以内。皮肤青紫的程度取决于是否有其他畸形合并存在；青紫的分布一般为全身性，但如同时有动脉导管未闭，则动脉血自左心室排出，经肺动脉通过动脉导管入降主动脉，再分布到躯干及下肢，因此下肢皮肤青紫较上肢为轻。皮肤青紫程度还取决于两循环间的混合状态。重度低氧血症者常见于仅有小的卵圆孔未闭或动脉导管未闭，以及室间隔完整者，或是由于左心室流出道狭窄所致肺血流量相对减少者。如有粗大的动脉导管未闭或大型室间隔缺损者，发绀可不严重，而心力衰竭则为主要问题。

2.体征

完全性大动脉换位伴室间隔完整的婴儿，听不到心脏杂音，仅有半数以下大型动脉导管未闭呈连续性杂音。伴有大型室间隔缺损者则在出生后 1～10 天通常有全收缩期杂音。

（四）辅助检查

1.心电图

呈现电轴右偏，右心房扩大，右心室肥厚，都反映右心成为体循环的泵室。伴有大型室间隔缺损且肺血量增多者可能呈现双心室肥厚。

2.X 线检查

出生后第一天，尤其是室间隔完整者，X 线片可以表现为正常。随后 X 线检查常常高度提示本病的诊断：①婴儿早期进行性的心脏扩大。②前后位显示心脏的轮廓呈斜置的蛋形，这是因为主、肺动脉干呈前后排列，大血管影狭小。③肺血管影增加。

3.超声心动图

二维超声心动图在大血管水平短轴观可显示主动脉与肺动脉的前后排列关系，右前位的主动脉出自右心室，左后位的肺动脉出自左心室。超声心动图还可以发现伴随畸形，如室间隔缺损和左心室流出道梗阻等。

4.心导管检查及心血管造影

在新生儿期心导管检查术主要用于姑息性球囊房间隔造口术，以期扩大心房之间的交通，改善血氧饱和度。测得的股动脉血氧含量低，肺动脉血氧含量高于主动脉。血流动力学变化还包括右心室压力与主动脉相仿，而左心室压力的高低则取决于肺动脉血流、肺血管阻力及左心室流出道梗阻是否存在等因素。

选择性心血管造影可显示前位的主动脉出自于右心室、后位的肺动脉与二尖瓣相连并出自于左心室、动脉导管的状况及室间隔缺损的大小。但目前主要用于观察是否合并冠状动脉畸形及左心室流出道梗阻等。

（五）并发症

以充血性心力衰竭为常见。

(六)治疗

确诊后首先纠正低氧血症和代谢性酸中毒等。

1.姑息手术

(1)球囊房隔成形术:患儿缺氧严重而又不能进行根治手术时可行球囊房隔造口术,使血液在心房水平大量混合,提高动脉血氧饱和度,使患儿存活至适合实施根治手术的年龄。

(2)肺动脉环缩术:完全性大动脉转位伴大型室间隔缺损者,可在6个月内做肺动脉环缩术,预防充血性心力衰竭及肺动脉高压引起的肺血管病变。

2.根治手术

(1)生理纠治术:可在出生后1～12个月进行,即用心包膜及心房壁在心房内建成板障,将体循环的静脉血导向二尖瓣口而入左心室,并将肺静脉的回流血导向三尖瓣口而入右心室,形成房室连接不一致及心室大血管连接不一致,以达到生理上的纠治。

(2)解剖纠正手术:即主动脉与肺动脉互换及冠状动脉再植,达到解剖关系上的纠正。室间隔完整的大动脉换位一般需要在出生后2～4周进行,伴室间隔缺损者则可以稍晚进行。

七、主动脉缩窄

(一)概述

主动脉缩窄是指主动脉管腔狭窄,占先天性心脏病的7%～8%。缩窄可发生在主动脉弓到髂动脉分叉处的任何部位,但绝大多数发生在主动脉峡部,即动脉导管(或韧带)附近,多为局限性,程度不一。缩窄的范围多为1 cm左右,并常伴有缩窄后扩张。多数病例接近缩窄处的主动脉局部发育不良,升主动脉常增宽。主动脉缩窄可单独存在,但常合并室间隔缺损、动脉导管未闭、主动脉二瓣畸形等。

(二)病理生理

主动脉缩窄引起左心室后负荷增加,左心室壁代偿性肥厚和劳损,之后可发生心力衰竭。狭窄段近端动脉压力增高,血管扩张,上肢及头颈部血供增多;远端降主动脉血压减低,下肢血供减少。因缩窄远端的血供不足,可代偿性地形成广泛的侧支循环。

(三)临床表现

主要为幼婴期的心力衰竭和年长后的上肢高血压。早期出现症状的导管前型患儿预后极差，不经治疗多在1岁内死亡。导管后型婴儿期可无特异症状，稍年长则有头痛、头昏、下肢阵痛等症状。死因大多为充血性心力衰竭、心肌梗死、心内膜炎、脑血管意外、主动脉瘤等。上肢血压增高，下肢血压明显降低，有时甚至测不到[正常下肢血压超过上肢2.7～5.3 kPa(20～40 mmHg)]，若缩窄累及锁骨下动脉开口处，则左侧脉搏较右侧明显减弱。桡动脉搏动强烈，而股动脉及足背动脉搏动却延迟、减弱或消失。心尖冲动强烈，心界向左下扩大。在胸骨左缘第2～3肋间隙可闻及柔和收缩中期喷射性杂音，在背部听诊更明显，常提示主动脉缩窄的部位。年长儿在肩胛骨附近、胸骨旁、腋窝处可听到侧支循环形成的连续性杂音。若同时伴主动脉瓣狭窄，则在右侧第2肋间近胸骨旁听到粗糙Ⅱ～Ⅳ级喷射性收缩期杂音，并传导至颈部。

(四)辅助检查

1.心电图

可正常或示左心室高电压，左心室肥厚。标准各导联R波及左胸导联RV_5、V_6波均增高，T波可平坦、双向或倒置。

2.X线检查

心影可正常或增大，大多示左心室增大。肺动脉及肺血管影正常。升主动脉明显突出。有时有缩窄后扩张，食管吞钡时见降主动脉处形成“E”字形的两个切迹，第一切迹在缩窄前，另一切迹为缩窄后扩张所致，中间为缩窄部分。

3.超声心动图

二维超声心动图可显示主动脉缩窄部位及其长度；彩色血流显像显示缩窄段有变细的高速彩色血流讯号通过；频谱多普勒超声在缩窄部位测及高速湍流频谱；连续波多普勒超声显示缩窄两端存在明显压差。另可显示动脉导管未闭、室间隔缺损、主动脉瓣畸形、二尖瓣畸形、侧支循环等合并畸形，以及左、右心室或双心室增大、室壁肥厚等征象。

4.心导管检查及心血管造影

逆行性左心导管及主动脉造影可了解左心室压力的大小、缩窄部位严重程度及侧支循环的状况。也可通过卵圆孔进行左心导管检查、左心室造影。

(五)并发症

最常见的严重并发症为高血压脑病或脑血管意外(Willis环动脉瘤破裂)，但在儿童期少见。其他如升主动脉破裂、感染性心内膜炎、心力衰竭，大多发生于成人期。

(六)治疗

外科或介入手术治疗是根本方法,缩窄两端压差>4.0 kPa(30 mmHg)就具备适应证。对无症状的患儿手术年龄可在4～6岁,如伴有上肢高血压、心力衰竭或其他并发症者可更早进行。

第二节 病毒性心肌炎

一、概述

病毒性心肌炎即由病毒侵犯心脏所引起的以心肌炎性病变为主要表现的疾病,有时病变也可累及心包或心内膜,其病理特征为心肌细胞的变性、坏死。儿童期的发病率尚不确切。流行病学资料显示,儿童中可引起心肌炎的常见病毒有柯萨奇病毒(B组和A组)、埃可病毒、脊髓灰质炎病毒、腺病毒、传染性肝炎病毒、流感和副流感病毒、麻疹病毒及单纯疱疹病毒,以及流行性腮腺炎病毒等。值得注意的是新生儿期柯萨奇病毒B组感染可导致群体流行,其死亡率可高达50%以上。

二、发病机制

本病的发病机制尚不完全清楚,但随着分子病毒学、分子免疫学的发展,学者认为病毒对被感染的心肌细胞的直接损害和病毒触发人体自身的免疫反应而引起的心肌损害与本病有直接关系。在病毒性心肌炎急性期,柯萨奇病毒和腺病毒对细胞的直接损害与心肌细胞的受体有关,病毒通过受体引起病毒复制和细胞变性,导致细胞坏死溶解。机体的细胞和体液免疫反应使机体产生抗心肌抗体:白细胞介素-Iα、TNF-α和γ干扰素诱导产生的细胞黏附因子,促使免疫细胞有选择地向损害的心肌组织黏附、浸润。

三、临床表现

(一)症状

症状轻重取决于年龄和感染的急性或慢性过程,预后大多良好。部分患儿起病隐匿,有乏力、活动受限、心悸、胸痛等症状,少数重症患儿可发生心力衰竭,并发严重心律失常、心源性休克,甚至猝死。少部分患儿呈慢性进程,演变为扩张型心肌病。新生儿患病时病情进展快,常见高热、反应低下、呼吸困难和发绀等症状,常有神经、肝脏和肺的并发症。

(二)体征

心脏轻度扩大伴心动过速、心音低钝,可闻及奔马律,可导致心力衰竭甚至昏厥等。反复心力衰竭者心脏明显扩大,肺部出现湿啰音,肝、脾大,可伴有呼吸急促和发绀。重症患儿可突然发生心源性休克,脉搏细弱,血压下降。

四、辅助检查

(一)心电图

可见严重心律失常,包括各种期前收缩、室上性和室性心动过速、房颤、室颤、Ⅱ度或Ⅲ度房室传导阻滞。心肌受累明显时可见 T 波降低、ST-T 段改变,但是心电图缺乏特异性,强调动态观察的重要性。

(二)血生化指标

血清肌酸磷酸激酶在早期多有增高,其中以来自心肌的同工酶为主。血清乳酸脱氢酶同工酶增高在心肌炎早期诊断有提示意义。心肌肌钙蛋白的变化对心肌炎诊断的特异性更强。

(三)超声心动图检查

可显示心房、心室扩大,心室收缩功能受损程度,可观察有无心包积液和瓣膜功能损害。

(四)病毒学诊断

疾病早期可从咽拭子、咽冲洗液、粪便、血液中分离出病毒,但需结合血清抗体测定才更有意义。恢复期血清抗体滴度比急性期增高 4 倍以上,病程早期血中特异性免疫球蛋白 M 抗体滴度在 1∶128 以上,利用聚合酶链反应或病毒核酸探针原位杂交自血液或心肌组织中查到病毒核酸可作为某一型病毒存在的依据。

(五)心肌活检

心肌活检仍被认为是诊断的“金标准”,但由于取样部位的局限性,阳性率仍然不高,而且因为具有创伤性而限制了其临床应用。

五、诊断

(一)临床诊断依据

(1)心功能不全、心源性休克或心脑综合征。

(2)心脏扩大(X线片、超声心动图检查具有表现之一)。

(3)心电图改变:以R波为主的2个或2个以上主要导联(Ⅰ、Ⅱ、aVF、V_5)的ST-T改变持续4天以上伴动态变化,窦房、房室传导阻滞,完全右束支或左束支传导阻滞,成联律、多型、多源、成对或并行期前收缩,非房室结及房室折返引起的异位性心动过速,低电压(新生儿除外)及异常Q波。

(4)肌酸激酶同工酶升高或心肌肌钙蛋白(cTnI或cTnT)阳性。

(二)病原学诊断依据

1.确诊指标

自心内膜、心肌、心包(活检、病理)或心包穿刺液检查发现以下之一者可确诊:①分离到病毒。②用病毒核酸探针查到病毒核酸。③特异性病毒抗体阳性。

2.参考依据

有以下之一者结合临床表现可考虑心肌炎由病毒引起。

(1)自粪便、咽拭子或血液中分离到病毒,且恢复期血清同型抗体滴度较第1份血清升高4倍以上或降低。

(2)病程早期血中特异性免疫球蛋白M抗体阳性。

(3)用病毒核酸探针自患儿血中查到病毒核酸。

(三)确诊依据

具备临床诊断依据中的2项可确诊。发病同时或发病前1～3周有病毒感染的证据支持诊断包括:①同时具备病原学确诊依据之一者,可确诊为病毒性心肌炎。②具备病原学参考依据之一者,可临床诊断为病毒性心肌炎。③凡不具备确诊依据,应给予必要的治疗或随诊,根据病情变化,确诊或除外心肌炎。④应除外风湿性心肌炎、病毒性心肌炎、先天性心脏病、由风湿性疾病,以及代谢性疾病(如甲状腺功能亢进症)引起的心肌损害、原发性心肌病、原发性心内膜弹力纤维增生症、先天性房室传导阻滞、心脏自主神经功能异常、β受体功能亢进及药物引起的心电图改变。

(四)分期

1.急性期

新发病,症状及检查阳性发现明显且多变,一般病程在半年以内。

2.迁延期

临床症状反复出现,客观指标迁延不愈,病程多在半年以上。

3.慢性期

进行性心脏增大,反复心力衰竭或心律失常,病情时轻时重,病程在 1 年以上。

六、治疗

(一)休息

急性期需卧床休息,减轻心脏负荷。

(二)药物治疗

1.抗病毒治疗

对于仍处于病毒血症阶段的早期患儿,可选用抗病毒治疗,但疗效不确定。

2.改善心肌营养

1,6 二磷酸果糖可改善心肌能量代谢,促进受损细胞的修复,常用剂量为 100～250 mg/kg,静脉滴注,疗程为 10～14 天。同时可选用大剂量维生素 C、辅酶 Q_{10}、维生素 E 和复合维生素 B、中药生脉饮、黄芪口服液等。

3.大剂量丙种球蛋白

通过免疫调节作用减轻心肌细胞损害,剂量 2 g/kg,静脉滴注。

4.糖皮质激素

一般病例不主张使用。对重型患儿合并心源性休克、致死性心律失常(Ⅲ度房室传导阻滞、室性心动过速)、心肌活检证实慢性自身免疫性心肌炎症反应者应足量、早期应用,可用氢化可的松 10 mg/(kg·d)。

5.抗心力衰竭治疗

可根据病情联合应用利尿剂、强心苷、血管活性药物,应特别注意用洋地黄时饱和量应较常规剂量减少,并注意补充氯化钾,以避免强心苷中毒。

第三节 感染性心内膜炎

感染性心内膜炎指各种病原体感染引起的心内膜炎症病变,常累及心脏瓣膜，也可累及室间隔缺损处、心内膜、未闭动脉导管、动静脉瘘等处，在住院患儿中发生率为(0.5～1)/1 000。致病微生物除了最常见的细菌外，尚有真菌、衣原体、立克次体及病毒等。近年来随着新型抗生素的不断出现、外科手术的进步，死亡率已显著下降，但由于致病微生物的变迁，心脏手术和心导管检查的广泛开展，长期静脉插管输液的增多等因素，最近几年，儿童感染性心内膜炎的发病率似乎有上升趋势。在应用抗生素治疗前本病的死亡率几乎为100%。经合理应用抗生素治疗以来，近年病死率已下降至20%～25%。

一、病因

(一)易感因素

92%的感染性心内膜炎患儿有原发心脏病变，其中以先天性心脏病最为多见，约占78%，室间隔缺损最常见，其他为法洛四联症、动脉导管未闭、肺动脉瓣狭窄、主动脉瓣狭窄、主动脉瓣二瓣化畸形等；后天性心脏病如风湿性瓣膜病、二尖瓣脱垂综合征等也可并发感染性心内膜炎。随着小儿心脏外科技术的发展，越来越多的小儿心脏病得以纠正、根治，但因此而留置在心腔内的装置或材料(如心内补片、人造心脏瓣等)是近年感染性心内膜炎常见的易感因素。

(二)病原体

几乎所有细菌均可导致感染性心内膜炎，草绿色链球菌为最常见的致病菌，但近年来所占比例已显著下降；金黄色葡萄球菌、白色葡萄球菌，以及肠球菌、产气杆菌等革兰氏阴性杆菌引起的感染性心内膜炎显著增多。真菌性心内膜炎极少见，多有其他致病因素如长期应用抗生素、糖皮质激素或免疫抑制剂等。立克次体及病毒感染所致的心内膜炎罕见。少数情况下，感染性心内膜炎由1种以上的病原体引起，常见于人工瓣膜手术者。

(三)诱发因素

约1/3的患儿在病史中可找到诱发因素，常见的诱发因素为纠治牙病和扁桃体摘除术。近年心导管检查和介入性治疗、人工瓣膜置换、心内直视手术的广泛开展，也是感染性心内膜炎的重要诱发因素之一，其他诱发因素如长期使用抗生素、糖皮质激素和免疫抑制剂等。

二、病理机制

正常人口腔和上呼吸道内常聚集着一些细菌，一般不会致病，只有在机体防御功能低下时可侵入血流，特别是口腔感染、拔牙、扁桃体摘除术时易侵入血流，当心内膜、特别是心瓣膜存在病理改变时，细菌易附着在损伤处生长繁殖，从而形成心内膜炎。例如：当左、右心室或主、肺动脉之间存在异常交通时，两侧间较大的压差能够产生高速的血流，冲击心内膜面，使之损伤并暴露心内膜下胶原组织，与血小板和纤维蛋白聚积形成无菌性赘生物。当有菌血症时，细菌易在上述部位黏附、定植和繁殖，形成有菌赘生物。受累部位多在压力低的一侧，如室间隔缺损感染性赘生物常见于缺损的右缘、三尖瓣的隔叶及肺动脉瓣。狭窄瓣孔及异常通道两侧心室或管腔之间的压差越大、湍流越明显，压力低的一侧越容易形成血栓和赘生物。

基本病理改变是心瓣膜、心内膜及大血管内膜面附着疣状感染性赘生物。赘生物由血小板、白细胞、红细胞、纤维蛋白、胶原纤维和致病微生物等组成。心脏瓣膜的赘生物可致瓣膜溃疡、穿孔；若累及腱索和乳头肌，可使腱索缩短甚至断裂。若累及瓣环和心肌，可致心肌脓肿、室间隔穿孔和动脉瘤，大的或多量的赘生物可堵塞瓣膜口或肺动脉，致急性循环障碍。

赘生物受高速血流冲击可有血栓脱落，随血流散布到全身血管导致器官栓塞。右心的栓子引起肺栓塞；左心的栓子引起肾、脑、脾、四肢、肠系膜等动脉栓塞。微小栓子栓塞毛细血管产生皮肤瘀点，即欧氏小结。肾栓塞时可致梗死、局灶性肾炎或弥漫性肾小球肾炎。脑栓塞时可发生脑膜、脑实质、脊髓、颅神经等弥漫性炎症，产生出血、水肿、脑软化、脑脓肿、颅内动脉瘤破裂等病变。颅内动脉瘤破裂可引起颅内各部位的出血如脑出血、蛛网膜下腔出血。

三、临床表现

起病缓慢，症状多种多样。大多数患儿有器质性心脏病，部分患儿发病前有龋齿、扁桃体炎、静脉插管、介入治疗或心内手术史。

（一）感染症状

发热是最常见的症状，几乎所有的病例都有过不同程度的发热，热型不规则，热程较长，个别病例无发热。此外患儿有疲乏、盗汗、食欲减退、体重减轻、关节痛、皮肤苍白等表现，病情进展较慢。

（二）心脏方面的症状

原有的心脏杂音可因心脏瓣膜的赘生物而发生改变，出现粗糙、响亮、呈海鸥鸣样或音乐样的杂音。原无心脏杂音者也可出现音乐样杂音。约1/2患儿由于心瓣膜病变、中毒性心肌炎等导致充血性心力衰竭，出现心音低钝、奔马律等。

(三)栓塞症状

视栓塞部位的不同而出现不同的临床表现，一般发生于病程后期，但约 1/3 的患儿为首发症状，皮肤栓塞可见散在的小瘀点，指(趾)屈面可有隆起的紫红色小结节，略有触痛，此即欧氏小结。内脏栓塞可致脾大、腹痛、血尿、便血，有时脾大很显著。肺栓塞可有胸痛、咳嗽、咯血和肺部啰音。脑动脉栓塞则有头痛、呕吐、偏瘫、失语、抽搐甚至昏迷等。病程久者可见杵状指(趾)，但无发绀。

同时具有以上三方面症状的典型患儿不多，尤其 2 岁以下婴儿往往以全身感染症状为主，仅少数患儿有栓塞症状和(或)心脏杂音。

四、辅助检查

(一)血培养

血细菌培养阳性是确诊感染性心内膜炎的重要依据，凡原因未明的发热持续在 1 周以上且原有心脏病者，均应反复多次进行血培养，以提高阳性率。若血培养阳性，尚应做药物敏感试验。

(二)超声心动图

能够检出直径>2 mm 的赘生物，因此对诊断感染性心内膜炎很有帮助，此外在治疗过程中超声心动图还可动态观察赘生物大小、形态、活动和瓣膜功能状态，了解瓣膜损害程度，对决定是否做换瓣手术有参考价值。该检查还可发现原有的心脏病。

(三)CT 检查

对怀疑有颅内病变者应及时做 CT 检查，了解病变部位和范围。

(四)其他

血常规可见进行性贫血，多为正细胞性贫血，白细胞计数增高和中性粒细胞计数升高，红细胞沉降率增快，C 反应蛋白阳性，血清球蛋白常常增多，免疫球蛋白升高，循环免疫复合物及类风湿因子阳性，尿常规有红细胞，发热期可出现蛋白尿。

五、诊断

对原有心脏病的患儿，如出现 1 周以上不明原因的发热应想到本病的可能，除了病史、临床表现外，血培养是确诊的关键，超声心动图对判断赘生物的数目、大小、形态、位置和瓣膜的功能有重要的价值，但结果阴性不能排除本病的诊断。

(一)病理学指标

(1)赘生物(包括已形成栓塞的)或心脏感染组织经培养或镜检发现微生物。

(2)赘生物(包括已形成栓塞的)或心脏感染组织经病理检查证实伴活动性心内膜炎。

(二)临床指标

1.主要指标

(1)血培养阳性:分别2次血培养有相同的感染性心内膜炎的常见微生物(如草绿色链球菌、金黄色葡萄球菌、凝固酶阴性葡萄球菌、肠球菌等)。

(2)心内膜受累证据(超声心动图征象):①存在附着于瓣膜、瓣膜装置、心脏或大血管内膜、人工材料上的赘生物;②腱索断裂、瓣膜穿孔、人工瓣膜或缺损补片有新的部分裂开;③心腔内脓肿。

2.次要指标

(1)易感染条件:基础心脏疾病、心脏手术、心导管术、经导管介入治疗、中心静脉内插管。

(2)较长时间的发热(≥38 ℃)伴贫血。

(3)原有心脏杂音加重,出现新的心脏杂音,或心功能不全。

(4)血管征象:重要动脉栓塞、感染性动脉瘤、瘀斑、脾大、颅内出血、结膜出血、Janeway 斑。

(5)免疫学征象:肾小球肾炎、Osler 结、Roth 斑、类风湿因子阳性。

(6)微生物学证据:血培养阳性,但未符合主要指标中的要求。

(三)诊断依据

(1)具备以下①～⑤项任何之一者可诊断为感染性心内膜炎:①临床主要指标2项;②临床主要指标1项和次要指标3项;③心内膜受累证据和临床次要指标2项;④临床次要指标5项;⑤病理学指标1项。

(2)有以下情况时可排除感染性心内膜炎诊断:①有明确的其他诊断解释临床表现;②经抗生素治疗≤4天临床表现消除;③抗生素治疗≤4天,手术或尸检无感染性心内膜炎的病理证据。

(3)临床考虑感染性心内膜炎,但不具备确诊依据时仍应进行治疗,根据临床观察及进一步的检查结果确诊或排除感染性心内膜炎。

六、治疗

积极抗感染、加强支持疗法。在应用抗生素之前必须先做几次血培养和药物敏感试验，以指导选用抗生素及剂量。

（一）抗生素

应用原则是早期、联合应用、剂量足、选用敏感的杀菌药、疗程要长。在具体应用时，对不同的病原菌感染选用不同的抗生素。

1.草绿色链球菌

首选青霉素 G 40 万～60 万 U/(kg·d)，每 6 小时 1 次，静脉滴注，疗程 4～6 周；加庆大霉素 4～6 mg/(kg·d)，每 8 小时 1 次，疗程 2 周。对青霉素过敏者可选用头孢菌素类或万古霉素。

2.金黄色葡萄球菌

对青霉素敏感者选用青霉素 G 40 万～60 万 U/(kg·d)加庆大霉素，用法同上；青霉素耐药时才选用苯唑西林钠或萘夫西林 200～300 mg/(kg·d)，每 6 小时 1 次，静脉滴注。治疗不满意或对青霉素过敏者选用头孢曲松或万古霉素 40～60 mg/(kg·d)，分 2～3 次静脉滴注，疗程 6～8 周。

3.革兰氏阴性杆菌或大肠埃希菌

选用氨苄西林 300 mg/(kg·d)，每 6 小时 1 次，静脉滴注，疗程 4～6 周；或用头孢哌酮或头孢曲松 200 mg/(kg·d)，每 6 小时 1 次，静脉滴注，疗程 4～6 周，加用庆大霉素 2 周。铜绿假单胞菌感染可加用阿莫西林 200～400 mg/(kg·d)，每 6 小时 1 次，静脉滴注。

4.真菌

应停用抗生素，选用两性霉素 B 0.1～0.25 mg/(kg·d)，以后每日逐渐增加至 1 mg/(kg·d)，静脉滴注 1 次。可合用氟胞嘧啶 50～150 mg/(kg·d)，分3～4 次服用。

5.病原菌不明或术后者

选用萘夫西林加氨苄西林及庆大霉素，或头孢菌素类，或万古霉素。

上述抗感染药物应连用 4～8 周，用至体温正常，栓塞现象消失，血常规、红细胞沉降率恢复正常，血培养阴性后逐渐停药。

（二）一般治疗

保证患儿充足的热量供应，可少量多次输新鲜血或血浆，也可输注丙种球蛋白。

（三）手术治疗

近年早期外科治疗感染性心内膜炎取得了良好效果。对心脏赘生物和污染的人造代用品清创，修复或置换损害的瓣膜，挽救了严重患儿，提高了治愈率。手术指征包括：①瓣膜功能不全引起的中重度心力衰竭；②赘生物阻塞瓣口；③反复发生栓塞；④真菌感染；⑤经最佳抗生素治疗无效；⑥新发生的心脏传导阻滞。

七、预防

有先天性或风湿性心脏病患儿平时应注意口腔卫生，防止齿龈炎、龋齿；预防感染；若施行口腔手术、扁桃体摘除术、心导管和心脏手术，可于术前 1 小时及术后 48 小时内肌内注射青霉素 80 万 U/d，或 1 剂长效青霉素 120 万 U。青霉素过敏者，可选用头孢菌素类或万古霉素静脉注射 1 次，然后改口服红霉素 30 mg/(kg · d)，分 4 次服用，连续 2 天。

第四节 心 包 炎

一、急性心包炎

急性心包炎是指各种原因引起的心包急性炎症，可单独存在或表现为全身疾病的一部分，以感染性心包炎最多见。

(一)病因

1.感染性

细菌包括耐药性金黄色葡萄球菌、肺炎链球菌、链球菌、大肠埃希菌等。病毒以柯萨奇病毒、埃可病毒、流感病毒及腺病毒为主。少见的病原体有结核分枝杆菌、真菌、寄生虫、立克次体等。

2.非感染性

较常见的非感染性病因有结缔组织病如风湿热、川崎病、类风湿关节炎、系统性红斑狼疮等。其他因素如尿毒症、血清病、心包切开后综合征、放射线、化学药物等也可以引起。

(二)临床表现

主要表现为心前区疼痛，程度不一，可为钝痛或尖锐剧痛，平卧、深呼吸时疼痛加剧，坐位、前俯位时减轻；婴儿则表现为哭吵、烦躁不安。可出现左肩、背部及上腹部的反射性疼痛，往往是因为炎症累及附近的胸膜、横膈或纵隔所致。少量心包积液时亦可仅有心前区闷胀不适。大量渗出时，因心脏及邻近脏器受压可引起呼吸困难，甚至发绀。气管、支气管、喉返神经、食管受压可出现干咳、声嘶、吞咽困难等。

体检时心前区可听到心包摩擦音，以胸骨左缘第3～5肋间最明显，于坐位身体略前倾时最易听到，心包摩擦音可出现数小时、数日或数周。大量积液时心浊音界向左右两侧扩大，心尖冲动减弱或消失，心率增快，心音低而遥远；大量积液压迫左肺下叶致肺不张时可出现左肩胛下浊音及支气管呼吸音。

心包积液迅速发生可引起急性心包压塞。此时由于心搏出量不足，动脉压下降，静脉压不断上升，心动过速，脉搏细弱，严重者出现休克。由于回心血流受阻，体循环淤血，坐位时见到颈静脉充盈、有搏动，肝颈静脉征阳性，腹水、肝大、水肿等。

多数患儿伴有炎症引起的全身反应如发热、乏力、食欲缺乏、多汗等。

（三）辅助检查

1.实验室检查

随病因而异，可有白细胞计数增高、红细胞沉降率增快等。

2.X线检查

少量心包积液时心影改变不明显；心包内渗液量超过150 mL时即可显示心影增大；大量心包积液时，立位显示心脏扩大呈“烧瓶状”，心缘各弓消失。卧位时心底部增宽，透视下见心脏搏动减弱或消失。肺纹理无改变。

3.心电图检查

发病初期因心外膜下产生心肌损伤电流，表现多数导联ST段抬高，avR导联ST段压低，持续数小时至数日后，ST段回到等电线，继之出现T波低平、双向或倒置。随着心包炎症状的消失，T波逐渐恢复正常。大量心包积液时常出现低电压和T波变化。

4.超声心动图检查

为确定心包积液最安全、可靠的方法。极少量积液时，在收缩期左心室后壁后方即可显示有液性暗区；中等量积液时，于收缩期及舒张期均见液性暗区；大量积液时右心室前壁前方亦出现液性暗区，此时心房和心室均处于受压状态。

（四）诊断

根据心前区疼痛、心包摩擦音，有心包积液或心包压塞征象，结合心电图、

X线检查或超声心动图等检查，可诊断心包炎。但病因诊断有时存在一定困难，应根据病史及各种伴随症状加以分析。一般需要采用心包穿刺术通过检查心包内液体以明确病因。化脓性心包炎的心包穿刺液呈脓性混浊，涂片和培养可找到细菌。病毒性心包炎的穿刺液呈浆液性或血性浆液性，含单核细胞及多形核细胞，有时可分离出病毒。结核、肺吸虫等引起的心包炎和心包肿瘤均可呈血性心包积液，应注意鉴别。风湿性心包炎和川崎病急性期心包炎渗出液较少，大多随着急性期症状好转而吸收，根据其他相应的主要临床症状可以作出诊断。

(五)治疗

应针对病因或原发疾病进行治疗，大量心包积液时应予心包穿刺抽液。急性期应卧床休息，加强全身支持治疗。对于化脓性心包炎，给予有效的抗生素治疗和心包引流。病毒性以一般治疗及对症处理为主。结核性心包炎应给予抗结核治疗和解除心包压塞。风湿热和川崎病引起的心包炎以治疗原发病为主，一般不需要特殊处理。

二、缩窄性心包炎

缩窄性心包炎是指心脏部分或全部被坚厚、僵硬的心包所包裹，以致在舒张期不能充分扩张，心室不能正常充盈。可发生于急性心包炎后数周，也可由心包疾病经数月或数年缓慢发展而致。

(一)病因

小儿时期多由结核性或化脓性心包炎引起。部分缓慢发展而引起者，病因大多不明。

(二)病理生理

心包壁层与脏层广泛粘连，纤维组织增生，心包显著增厚，甚至可达 2 cm，形成僵硬的纤维组织外壳，心包腔闭塞，紧紧压迫心脏和大血管，使心脏不能在舒张期有效地扩张，静脉入口处心包增厚、缩窄，静脉回流受阻，静脉显著淤血，心室充盈不足，心搏出量减少。肝、肺及其他脏器均呈慢性淤血，近似慢性充血性心力衰竭。心包有时与邻近组织粘连，部分病例出现心包钙化。由于心肌长期受压、缺血，可发生心肌变性、萎缩及纤维化，从而使心肌收缩功能受损。

(三)临床表现

急性化脓性心包炎 2 周后可出现本症，部分病例经数月或数年后出现症状，表现为全身水肿、静脉充盈、静脉压增高、肝大、腹水等持续存在，进行性加重。

有些病例起病隐匿、缓慢，出现乏力、呼吸困难、咳嗽、食欲缺乏、腹胀、肝区疼痛、腹围增大、水肿等，并日益加重。体格检查发现明显颈静脉及周围静脉充盈。心界正常或稍大，心尖冲动不明显，由于心包与邻近组织粘连，有时可出现收缩期回缩(即于收缩期出现心尖附近胸壁内陷)。心率增快，心音低远，无心脏杂音或心包摩擦音，有时可在第二心音后听到心包叩击音。肝大显著。腹水的出现早于肢体水肿，程度亦较重。脉压缩小，静脉压增高。

(四)实验室检查

1.X 线检查

心脏外形异常，可呈三角形，左、右心缘变直，心搏动微弱或消失。主动脉弓缩小，上腔静脉扩张。部分病例可见到心包钙化。

2.心电图检查

明显低电压及 T 波变化。

3.超声心动图检查

心室壁僵硬，在舒张期呈低平运动，二尖瓣开放幅度减小，舒张期血流 E/A 比值<1，表示左心室灌注充盈受限。室间隔运动异常。房室交界常可见强回声纤维组织。

(五)诊断

凡临床症状类似慢性心包压塞，而心脏无明显增大者应考虑本病，结合 X 线检查、心电图及超声心动图检查可以作出诊断。但应注意与慢性充血性心力衰竭等鉴别，后者常有器质性心脏病，心脏增大，多伴心脏杂音或奔马律，腹水往往不明显，针对心力衰竭治疗后症状缓解。

(六)治疗

施行心包切除术，将压迫心脏的纤维硬壳剥除。需要注意的是，心包剥除后，长期受压塞的心脏因突然接受大量血液充盈使容量负荷过重，可发生心功能不全，故有人主张在术中及术后给予洋地黄制剂，同时应严格限制补液及输血量。

第五节　原发性高血压

一、概述

小儿高血压是指血压超过同年龄、同性别组儿童血压平均值的2个标准差，其中80%以上由某些疾病所致，称为继发性高血压；病因未明者称为原发性高血压，较少见，多见于年龄较大的儿童。

二、病因

成人高血压的起病可始于儿童时期，肥胖者高血压的发病率明显高于体重正常者，往往在青春期就出现高血压倾向，其可能机制为肾上腺皮质功能亢进、水钠潴留，以及肾素-血管紧张素系统功能亢进、小动脉收缩。此外，肥胖者摄入较多的盐和高脂肪、高胆固醇的食品，可造成动脉硬化，从而导致血压增高。

三、病理生理

高血压的基本病理生理改变为全身小动脉痉挛，周围血管阻力增高，同时导致各个脏器缺血，其中以肾脏、心脏和脑所受的影响最为重要。肾脏缺血可刺激肾素-血管紧张素-醛固酮系统的活性，从而加重小动脉痉挛，使血压持续增高，同时也更加重了肾缺血，使高血压进行性加重。肾小动脉硬化最终可逐渐发展为肾功能不全，致使水钠潴留，血容量增加，左心室前负荷加重。冠状动脉痉挛和硬化导致心脏缺氧，高血压早期即可表现为左心室顺应性减退，左心室舒张功能障碍，左心房压力增高、扩大；另一方面，高血压增加了左心室的后负荷，引起左心室肥厚；这些因素最后引发持续的左心衰竭、肺静脉回流障碍，继而逐渐引起肺动脉高压，逐渐导致右心衰竭。

四、临床表现

初期大多无自觉症状，部分患儿诉头疼、恶心或食欲缺乏等。随着病情不断进展，脑、眼底、肾脏和心脏等器官的小动脉出现明显病变，可出现眩晕、视力障碍、惊厥、偏瘫、失语、胸闷和活动量减少等症状；晚期则可发生肾衰竭和心力衰竭。如果血压持续增高，可合并视网膜渗出、出血或视盘水肿、面神经瘫痪和复视等；如果血压突然增高，可使病情急骤恶化，发生高血压危象，表现为急剧进展的肾衰竭和心力衰竭或出现神经症状。

五、辅助检查

目的在于排除继发性高血压,明确是否存在心、脑、肾、眼底等靶器官损害及损害程度。

(一)动态血压监测

观察异常的血压昼夜节律变化;判断高血压的严重程度和持续性。

(二)血液检查

空腹血糖、总胆固醇、甘油三酯、高密度脂蛋白、低密度脂蛋白、尿酸、电解质、肾功能、全血细胞计数、甲状腺功能等。

(三)尿常规检查

血尿、蛋白尿及管型尿等对发现肾性高血压及高血压病肾损害有价值。

(四)心电图、X 线片、超声心动图检查

心电图可发现左心室肥厚、心肌缺血、传导阻滞或心律失常。X 线片可了解心脏轮廓、大动脉及肺循环情况。超声心动图可了解心脏及主动脉弓病变。

(五)眼底检查

可发现眼底的血管病变和视网膜病变,并估计高血压的严重程度。

六、诊断

原发性高血压的诊断需在确定高血压的前提下,排除继发性高血压后方能作出诊断。一般而言,学龄前儿童血压>16.0/10.6 kPa(120/80 mmHg),学龄儿童血压>17.3/12.0 kPa(130/90 mmHg),即可诊断为高血压。百分位法是目前国内外采用最多的用于诊断儿童高血压的方法,一般认为 3 次或 3 次以上平均收缩压和(或)舒张压大于等于同性别、年龄和身高儿童血压的第 95 百分位可诊断为高血压。

七、治疗

(一)非药物治疗

可作为初步治疗,如控制饮食,限制钠盐摄入,加强体格锻炼,减轻体重;如为急性高血压,还需限制水的摄入量。

(二)药物治疗

1.常用药物

(1)血管紧张素转换酶抑制剂,如依那普利。

(2)钙通道阻滞剂,如硝苯地平、阿罗地平。

(3)利尿剂,如呋塞米、氢氯噻嗪和螺内酯等。

(4)β受体阻滞剂,如普萘洛尔、美托洛尔等。

(5)α受体阻滞剂,如哌唑嗪。

(6)中枢α受体激动剂,如甲基多巴、可乐定。

(7)血管扩张剂,如肼苯拉嗪、米诺地尔、二氮嗪、硝普钠、利血平等。

2.一般病例的治疗

对于没有明显临床症状的高血压患儿,可根据高血压的轻重程度选择药物。药物治疗的原则为先用1种药物,从小剂量开始,逐渐加量,达最大剂量而效果不明显或治疗中出现不良反应时需考虑更换其他药物。

3.高血压危象的治疗

出现高血压危象时应予以紧急处理。治疗原则是尽快将血压降低到安全水平,防止后遗症的发生,但必须注意避免血压下降过快,甚至低于正常水平。可选用硝普钠、二氮嗪或利血平。

此外,有急性或慢性肾衰竭者应注意保持水、电解质平衡,必要时使用透析疗法;高血压脑病者予以镇静和降低颅内压;有心力衰竭者使用强心苷、利尿剂和扩血管药物。

泌尿系统疾病

第一节　肾小球疾病

一、急性肾小球肾炎

急性肾小球肾炎简称急性肾炎，是指一组病因不一，临床表现为急性起病，多有前期感染，以血尿为主，伴不同程度蛋白尿，可有水肿、高血压或肾功能不全等特点的肾小球疾病。可分为急性链球菌感染后肾小球肾炎和非链球菌感染后肾小球肾炎。本节急性肾炎主要是指急性链球菌感染后肾小球肾炎。本病多见于儿童和青少年，以5～14岁多见，<2岁少见，男女之比为2∶1。

(一)病因

尽管本病有多种病因，但绝大多数的病例属急性链球菌感染后引起的免疫复合物性肾小球肾炎。溶血性链球菌感染后肾炎的发生率一般在20%以内。急性咽炎(主要为12型)感染后肾炎发生率为10%～15%，脓皮病与猩红热后发生肾炎者为1%～2%。

呼吸道及皮肤感染为主要前期感染。国内105所医院资料表明，各地区均以上呼吸道感染或扁桃体炎最常见，占51%，脓皮病或皮肤感染次之，占25.8%。

除乙型溶血性链球菌之外，其他细菌如草绿色链球菌、肺炎链球菌、金黄色葡萄球菌、伤寒沙门菌、流感杆菌等，病毒如柯萨奇病毒B_4型、埃可病毒9型、麻疹病毒、腮腺炎病毒、乙型肝炎病毒、巨细胞病毒、人类疱疹病毒4型、流感病毒等，还有疟原虫、肺炎支原体、白色念珠菌、丝虫、钩虫、血吸虫、弓形虫、梅毒螺旋体、钩端螺旋体等也可导致急性肾炎。

(二)发病机制

目前认为急性肾炎主要与可溶血性链球菌A组中的致肾炎菌株感染有关，

是通过抗原抗体免疫复合物所引起的一种肾小球毛细血管炎症病变，包括循环免疫复合物和原位免疫复合物形成致病学说。此外，某些链球菌株可通过神经氨酸苷酶的作用或其产物如某些菌株产生的唾液酸酶，与机体的免疫球蛋白G结合，脱出免疫球蛋白上的涎酸，从而改变了免疫球蛋白G的化学组成或其免疫原性，经过循环免疫复合物而致病。

所有致肾炎菌株均有共同的致肾炎抗原性，过去认为菌体细胞壁上的M蛋白是引起肾炎的主要抗原。现在多认为是由链球菌素和"肾炎菌株协同蛋白"引起。另外在抗原抗体复合物导致组织损伤中，局部炎症介质也起了重要作用。补体具有白细胞趋化作用，通过使肥大细胞释放血管活性胺改变毛细血管通透性，还具有细胞毒直接作用。血管活性物质包括色胺、5-羟色胺、血管紧张素Ⅱ和多种花生四烯酸的前列腺素样代谢产物均可因其血管运动效应，在局部炎症中起重要作用。

(三)病理

在疾病早期，肾脏病变典型，呈毛细血管内增生性肾小球肾炎改变。在疾病恢复期可见系膜增生性肾炎表现。

(四)临床表现

急性肾炎临床表现轻重悬殊，轻者无临床症状，而检查时发现无症状镜下血尿；重者可呈急进性过程，短期内出现肾功能不全。

1.前期感染

90%病例有链球菌的前期感染，以呼吸道及皮肤感染为主。在前期感染后经1～3周无症状的间歇期而急性起病。咽炎引起者的间歇期为6～12天，平均10天，多表现为发热、颈淋巴结大及咽部渗出；皮肤感染引起者的间歇期为14～28天，平均20天。

2.典型表现

急性期常有全身不适、乏力、食欲缺乏、发热、头痛、头晕、咳嗽、气急、恶心、呕吐、腹痛及鼻出血等。约70%的病例有水肿，一般仅累及眼睑及颜面部，重者2～3天遍及全身，呈非凹陷性。50%～70%患儿有肉眼血尿，持续1～2周即转为镜下血尿。蛋白尿程度不等，约20%的病例可达肾病水平蛋白尿。部分病例有血压增高。尿量减少，肉眼血尿严重者可伴有排尿困难。

3.严重表现

少数患儿在疾病早期(指2周之内)可出现下列严重症状。

(1)严重循环充血:常发生在起病后第一周内,由于水钠潴留,血浆容量增加而出现循环充血。当肾炎患儿出现呼吸急促和肺部出现湿啰音时,应警惕循环充血的可能性,严重者可出现呼吸困难,端坐呼吸,颈静脉怒张,频繁咳嗽,咳粉红色泡沫痰,两肺布满湿啰音,心脏扩大,甚至出现奔马律、肝大而硬、水肿加剧。少数可突然发生,病情急剧恶化。

(2)高血压脑病:由于脑血管痉挛,导致缺血、缺氧、血管渗透性增高而发生脑水肿。近年来也有人认为是脑血管扩张所致。常发生在疾病早期,血压突然上升之后,血压往往在20.0/13.3 kPa(150/100 mmHg)以上,年长儿会主诉剧烈头痛、呕吐、复视或一过性失明,严重者突然出现惊厥、昏迷。

(3)急性肾功能不全:常发生于疾病初期,出现尿少、尿闭等症状,引起暂时性氮质血症、电解质紊乱和代谢性酸中毒,一般持续3～5天,不超过10天。

4.非典型表现

(1)无症状性急性肾炎:患儿仅有镜下血尿而无其他临床表现。

(2)肾外症状性急性肾炎:有的患儿水肿、高血压明显,甚至有严重循环充血及高血压脑病,此时尿改变轻微或尿常规检查正常,但有链球菌前期感染和血C_3水平明显降低。

(3)以肾病综合征表现的急性肾炎:少数患儿以急性肾炎起病,但水肿和蛋白尿突出,伴轻度高胆固醇血症和低蛋白血症,临床表现似肾病综合征。

(五)辅助检查

尿蛋白可在＋～＋＋＋,且与血尿的程度相平行,尿镜检除多少不等的红细胞外,可有透明、颗粒或红细胞管型,疾病早期可见较多的白细胞和上皮细胞,并非感染。血白细胞计数一般轻度升高或正常,红细胞沉降率加快。咽炎的病例抗链球菌溶血素O往往增加,10～14天开始升高,3～5周达高峰,3～6个月恢复正常。另外咽炎后急性链球菌感染后肾小球肾炎者抗双磷酸吡啶核苷酸酶滴度升高。皮肤感染的患儿抗链球菌溶血素O升高不明显,抗脱氧核糖核酸酶的阳性率高于抗链球菌溶血素O,可达92%。另外急性链球菌感染后肾小球肾炎者抗透明质酸酶滴度升高。80%～90%的患儿血清C_3下降,至第八周,94%的病例血清C_3已恢复正常。明显少尿时血尿素氮和肌酐可升高,肾小管功能正常。持续少尿成无尿者,血肌酐升高,内生肌酐清除率降低,尿浓缩功能也受损。

肾穿刺活检指征如下:①需与急进性肾炎鉴别时;②临床、化验结果不典型者;③病情迁延者。

(六)诊断及鉴别诊断

1.诊断

临床上在前期感染后急性起病,尿检有红细胞、蛋白和管型,或有水肿、尿少、高血压者,均可诊断急性肾炎。

我国相关急性肾小球肾炎的循证诊治指南中提出急性链球菌感染后肾小球肾炎诊断依据包括:①血尿伴(或不伴)蛋白尿伴(或不伴)管型尿。②水肿,一般先累及眼睑及颜面部,继而下行性累及躯干和双下肢,呈非凹陷性。③高血压。④血清 C_3 短暂性降低,到病程第八周 94%的患儿恢复正常。⑤3 个月内链球菌感染证据(感染部位细菌培养)或链球菌感染后的血清学证据。⑥临床考虑不典型的急性肾炎,或临床表现或检验不典型,或病情迁延者应考虑肾组织病理检查,典型病理表现为毛细血管内增生性肾小球肾炎。

急性链球菌感染后肾小球肾炎满足①④⑤3 项即可诊断,如伴有②④⑥的任意 1 项或多项则诊断依据更加充分。

2.鉴别诊断

典型急性肾炎诊断一般不困难。但临床有时需与下列疾病鉴别,见表 6-1。

表 6-1 急性肾小球肾炎鉴别诊断

疾病	临床表现	尿改变	血生化检查
急性肾炎	(1)链球菌感染后 1～3 周起病 (2)非凹陷性水肿 (3)血尿伴少尿 (4)高血压	血尿为主,红细胞管型,尿比重偏高	血清补体多下降,病后 6～8 周恢复,抗链球菌溶血素 O 升高
有肾病综合征表现的急性肾炎	(1)具有急性肾炎的临床表现 (2)同时伴有肾病综合征	大量蛋白尿血尿	血清补体多正常
急进性肾炎	(1)临床起病同急性肾炎 (2)伴进行性肾衰竭	同急性肾炎	血清补体,正常抗链球菌溶血素 O 可升高
慢性肾炎急性发作	(1)链球菌感染可诱发,但前驱期短 (2)凹陷性水肿 (3)显著贫血 (4)持续高血压 (5)氮质血症	蛋白尿为主尿比重低且固定在 1.010	尿素氮升高,抗链球菌溶血素 O 可升高

续表

疾病	临床表现	尿改变	血生化检查
病毒性肾炎	(1)病毒感染早期(1～5天内)起病 (2)症状轻,大多无水肿,少尿及高血压	血尿为主,常有肉眼血尿,尿脱落细胞可找到包涵体	血清补体正常
免疫球蛋白A肾病	(1)多在上呼吸道感染后24～48小时出现血尿 (2)表现为反复发作性肉眼 (3)多无水肿、高血压	以血尿为主	血 C_3 正常

(七)治疗

本病无特异治疗。

1.休息

急性期需卧床2～3周,直到肉眼血尿消失,水肿减退,血压正常,即可下床做轻微活动。红细胞沉降率正常者可上学,但仅限于完成课堂学业。3个月内应避免重体力活动。尿沉渣细胞绝对计数正常后方可恢复体力活动。

2.饮食

对有水肿、高血压者应限盐及水。食盐以60 mg/(kg·d)为宜。水分一般以不显性失水加尿量计算。有氮质血症者应限蛋白,可给予优质动物蛋白0.5 g/(kg·d)。氮质血症消除后应尽早恢复蛋白质供应,以保证患儿生长发育的需要。

3.抗感染

有感染灶时应给予青霉素类或其他敏感抗生素治疗10～14天。经常反复发生的慢性感染灶如扁桃体炎、龋齿等应予以清除,但须在肾炎基本恢复后进行。本症不同于风湿热,不需要长期药物预防链球菌感染。

4.对症治疗

(1)利尿:控制水盐入量后仍水肿少尿者可用氢氯噻嗪1～2 mg/(kg·d)分2～3次口服。尿量增多时可加用螺内酯2 mg/(kg·d)口服。无效时需用呋塞米,注射剂量每次1～2 mg/kg,每天1～2次,静脉注射剂量过大时可有一过性耳聋。

(2)降压:凡经休息,控制水盐、利尿而血压仍高者均应给予降压药。可根据病情选择钙通道阻滞剂(硝苯地平)和血管紧张素转换酶抑制剂等。

(3)糖皮质激素(简称激素治疗):急性链球菌感染后肾小球肾炎表现为肾病综合征或肾病水平的蛋白尿时,给糖皮质激素治疗有效。

5.严重循环充血的治疗

(1)矫正水钠潴留,恢复正常血容量,可使用呋塞米注射。

(2)表现有肺水肿者除一般对症治疗外可加用硝普钠 5～20 mg 加入 100 mL 5%葡萄糖液中,以 1 μg/(kg·min)速度静脉滴注,用药时严密监测血压,随时调节药液滴速,每分钟不宜超过 8 μg/kg,以防发生低血压。滴注时针筒、输液管等须用黑纸覆盖,以免药物遇光分解。

(3)对难治病例可采用腹膜透析或血液滤过治疗。

6.高血压脑病的治疗原则

高血压脑病的治疗原则为选用降压效力强而迅速的药物。

(1)首选硝普钠,用法同上,并同时每次静脉推注呋塞米 2 mg/kg。通常用药后 1～5 分钟可使血压明显下降,抽搐立即停止。

(2)有惊厥者应及时止痉。持续抽搐者首选地西泮,按每次 0.3 mg/kg,总量≤10 mg,缓慢静脉注射。

(八)预防

防治感染是预防急性肾炎的根本。减少呼吸道及皮肤感染,对急性扁桃体炎、猩红热及脓疱患儿应尽早地、彻底地用青霉素类或其他敏感抗生素治疗。另外,感染后 1～3 周内应随访尿常规,及时发现和治疗本病。

(九)预后

急性肾炎急性期预后好。95%急性链球菌感染后肾小球肾炎病例能完全恢复,<5%的病例可有持续尿异常,死亡病例在 1%以下。目前主要死因是急性肾衰竭。远期预后儿童比成人佳,一般认为 80%～95%终将痊愈。转为慢性者多呈自身免疫反应参与的进行性肾损害表现。影响预后的因素可能有以下几种:①与病因有关,一般病毒所致者预后较好。②散发者较流行性者差。③成人比儿童差,老年人更差。④急性期伴有重度蛋白尿且持续时间久,肾功能受累者预后差。⑤组织形态学上呈系膜显著增生者,40%以上肾小球有新月体形成者,“驼峰”不典型(如过大或融合)者预后差。

二、肾病综合征

小儿肾病综合征是一组由多种原因引起的肾小球基膜通透性增加,导致血浆内大量蛋白质从尿中丢失的临床综合征。临床有以下四大特点:①大量蛋白尿；②低清蛋白血症；③高脂血症；④明显水肿。其中①②为必备条件。

小儿肾病综合征在小儿肾脏疾病中发病率仅次于急性肾炎。小儿肾病综合征按病因可分为原发性、继发性和先天遗传性 3 种类型。本节主要叙述原发性肾病综合征。原发性肾病综合征约占小儿时期小儿肾病综合征总数的 90%，是儿童常见的肾小球疾病。国外报道儿童小儿肾病综合征年发病率为(2～4)/10 万，患病率为 16/10 万，我国部分省、市医院住院患儿统计资料显示，原发性肾病综合征占儿科住院泌尿系统疾病患儿的 21%～31%。男女比约为 3.7∶1。发病年龄多为学龄前期，3～5 岁为发病高峰期。

(一)病因及发病机制

原发性肾病综合征肾脏损害使肾小球通透性增加导致蛋白尿，而低蛋白血症、水肿和高胆固醇血症是继发的病理生理改变。

原发性肾病综合征的病因及发病机制目前尚不明确。但近年来的研究已证实下列事实：①肾小球毛细血管壁结构或电化学的改变可导致蛋白尿。通过实验动物模型及人类肾病的研究看到微小病变时肾小球滤过膜多阴离子的丢失，致静电屏障破坏，使大量带阴电荷的中分子血浆清蛋白滤出，形成高选择性蛋白尿。分子滤过屏障的损伤导致尿中丢失大中分子量的多种蛋白，而形成低选择性蛋白尿。②非微小病变型肾内常见免疫球蛋白和(或)补体成分沉积，局部免疫病理过程可损伤滤过膜的正常屏障作用而发生蛋白尿。③微小病变型肾小球未见以上沉积，其滤过膜静电屏障损伤原因可能与细胞免疫失调有关。将肾病患儿外周血淋巴细胞培养上清液经尾静脉注射小鼠可致小鼠发生大量蛋白尿和肾病综合征的病理改变，表明 T 细胞异常参与本病的发病。

(二)病理

原发性肾病综合征可见于各种病理类型。最主要的病理变化是微小病变型，占大多数。少数为非微小病变型，包括系膜增生性肾小球肾炎、局灶性节段性肾小球硬化、膜增生性肾小球肾炎、膜性肾病等。

疾病发展过程中微小病变型可进展为系膜增生性肾小球肾炎和局灶性节段性肾小球硬化。

(三)临床表现

水肿最常见，开始见于眼睑，以后逐渐遍及全身。未治疗或时间长的病例可有腹水或胸腔积液。一般起病隐匿，常无明显诱因。大约 30%患儿有病毒感染或细菌感染发病史，上呼吸道感染也可导致微小病变型小儿肾病综合征复发。

70%患儿肾病综合征复发与病毒感染有关。尿量减少、颜色变深、无并发症的患儿无肉眼血尿，而短暂的镜下血尿可见于约15%的患儿。患儿大多数血压正常，但轻度高血压也见于约15%的患儿，严重的高血压通常不支持微小病变型小儿肾病综合征的诊断。由于血容量减少而出现短暂的肌酐清除率下降者约占30%，患儿一般肾功能正常，急性肾衰竭者少见。部分病例晚期可有肾小管功能障碍，出现低血磷性佝偻病，肾性糖尿、氨基酸尿和酸中毒等。

(四)并发症

1.感染

肾病患儿极易罹患各种感染。常见的感染有呼吸道、皮肤、尿道等处的感染和原发性腹膜炎等，其中尤以上呼吸道感染最多见，占50%以上。呼吸道感染中病毒感染常见。结核分枝杆菌感染亦应引起重视。另外肾病患儿的医院感染不容忽视，以呼吸道感染和尿道感染最多见，致病菌以条件致病菌为主。

2.电解质紊乱和低血容量

常见的电解质紊乱有低钠、低钾、低钙血症。患儿可因不恰当长期禁盐或长期食用不含钠的食盐代用品、过多使用利尿剂，以及感染、呕吐、腹泻等因素均可致低钠血症。在上述诱因下可出现厌食、乏力、懒言、嗜睡、血压下降甚至出现休克、抽搐等表现。另外由于低蛋白血症，血浆胶体渗透压下降、显著水肿，而常有血容量不足，尤在各种诱因引起低钠血症时易出现低血容量性休克。

3.血栓形成和栓塞

小儿肾病综合征导致的血液高凝状态易致各种动、静脉血栓形成。

(1)肾静脉血栓形成常见，表现为突发腰痛、出现血尿或血尿加重，少尿甚至发生肾衰竭。

(2)下肢深静脉血栓形成，两侧肢体水肿程度差别固定，不随体位改变而变化。

(3)皮肤血管血栓形成，表现为皮肤突发紫斑并迅速扩大。

(4)阴囊水肿呈紫色。

(5)顽固性腹水。

(6)下肢动脉血栓形成，出现下肢疼痛伴足背动脉搏动消失等症状体征。股动脉血栓形成是小儿肾病综合征并发的急症状态之一，如不及时溶栓治疗可导致肢端坏死而需截肢。

(7)肺栓塞时可出现不明原因的咳嗽、咯血或呼吸困难而无明显肺部阳性体征，其半数可无临床症状。

(8)脑栓塞时出现突发的偏瘫、面瘫、失语,或神志改变等神经系统症状。在排除高血压脑病、颅内感染性疾病时要考虑颅内血管栓塞。血栓缓慢形成者其临床症状多不明显。

4.急性肾衰竭

5%微小病变型肾病可并发急性肾衰竭。当小儿肾病综合征临床上出现急性肾衰竭时,要考虑以下原因:①急性间质性肾炎,可由使用合成青霉素、呋塞米、非甾体抗炎药引起。②严重肾间质水肿或大量蛋白管型致肾内梗阻。③在原病理基础上并发大量新月体形成。④血容量减少致肾前性氮质血症或合并肾静脉血栓形成。

5.肾小管功能障碍

小儿肾病综合征时除了原有肾小球的基础病可引起肾小管功能损害外,由于大量尿蛋白的重吸收,可导致肾小管、尤其是是近曲小管功能损害。临床上可见肾性糖尿或氨基酸尿,严重者可呈 Fanconi 综合征。

6.生长延迟

生长延迟多见于频繁复发和接受长期大剂量糖皮质激素治疗的病例。

(五)辅助检查

1.尿液分析

(1)尿常规检查:尿蛋白定性多在+++以上,约 15%有短暂的镜下血尿,大多数可见到透明管型、颗粒管型和卵圆脂肪小体。

(2)尿蛋白定量:24 小时尿蛋白定量检查>50 mg/(kg·d)为肾病范围的蛋白尿;尿蛋白/尿肌酐:正常儿童上限为 0.2,肾病范围的蛋白尿>3.5。

2.血清蛋白、胆固醇和肾功能测定

血清中的清蛋白浓度为 25 g/L(或更少)可诊断为小儿肾病综合征的低蛋白血症。由于肝脏合成增加,α_2 球蛋白、β 球蛋白浓度增高,免疫球蛋白 G 减低,免疫球蛋白 M、免疫球蛋白 E 增加。胆固醇>5.7 mmol/L 和甘油三酯升高,低密度脂蛋白和极低密度脂蛋白增高,高密度脂蛋白多正常。尿素氮、肌酐可升高,晚期患儿可有肾小管功能损害。

3.血清补体测定

微小病变型小儿肾病综合征血清补体水平正常,降低可见于其他病理类型及继发性小儿肾病综合征,及部分脂肪代谢障碍的患儿。

4.感染依据的检查

对新诊断病例应进行血清学检查寻找链球菌感染的证据,及其他病原学的检查,如乙肝病毒感染等。

5.系统性疾病的血清学检查

对新诊断的肾病患儿需检测抗核抗体、抗-dsDNA 抗体、Smith 抗体等。对具有血尿、补体减少并有临床表现的患儿尤其重要。

6.高凝状态和血栓形成的检查

大多数原发性肾病患儿都存在不同程度的高凝状态,血小板增多,血小板聚集率增加,血浆纤维蛋白原增加,D-二聚体增加,尿纤维蛋白裂解产物增高。对疑有血栓形成者可行彩色多普勒超声检查以明确诊断,有条件者可行数字减影血管造影。

7.经皮肾穿刺组织病理学检查

大多数儿童小儿肾病综合征不需要进行诊断性肾活检。小儿肾病综合征肾活检指征包括:①对激素治疗耐药、频繁复发者;②对临床或实验室证据支持肾炎性肾病,慢性肾小球肾炎者。

(六)诊断与鉴别诊断

临床上根据血尿、高血压、氮质血症、低补体血症的有无将原发性肾病综合征分为单纯性和肾炎性。

原发性肾病综合征还需与继发于全身性疾病的肾病综合征鉴别。儿科临床上部分非典型的链球菌感染后肾炎、系统性红斑狼疮性肾炎、紫癜性肾炎、乙型肝炎病毒相关性肾炎及药源性肾炎等均可有小儿肾病综合征样表现。临床上须排除继发性小儿肾病综合征后方可诊断原发性肾病综合征。

有条件的医疗单位应开展肾活体组织检查以明确病理诊断。

(七)治疗

1.一般治疗

(1)休息:存在水肿显著、大量蛋白尿、严重高血压症状之一者即需卧床休息。病情缓解后逐渐增加活动量。在校儿童肾病活动期应休学。

(2)饮食:显著水肿和严重高血压时应短期限制水钠摄入,病情缓解后不必继续限盐。活动期病例摄盐 1～2 g/d。蛋白质摄入 1.5～2 g/(kg · d),以高生物价的动物蛋白(乳、鱼、蛋、禽、牛肉等)为宜。在应用激素过程中食欲增加者应控制食量,足量激素时每天应给予维生素 D 400 U 及钙 800～1 200 mg。

(3)防治感染。

(4)利尿:对激素耐药者(或使用激素前)或水肿较重伴尿少者可配合使用利

尿剂，但需密切观察出入水量、体重变化及电解质紊乱。

(5)对家属的教育：应使父母及患儿很好地了解肾病的有关知识，并且应该教给用试纸检验尿蛋白的方法。

(6)心理治疗：肾病患儿多具有内向、情绪不稳定或神经质个性倾向，出现明显的焦急、抑郁、恐惧等心理障碍，应配合相应心理治疗。

2.激素敏感型小儿肾病综合征的治疗

根据中华医学会儿科学分会肾脏病学组制定的激素敏感、复发/依赖肾病综合征诊治循证指南(试行)。

(1)诱导缓解阶段：足量泼尼松(或泼尼松龙)，60 mg/(m^2 · d)或 2 mg/(kg · d)(按身高的标准体重计算)，最大剂量为 80 mg/d，先分次口服，尿蛋白转阴后改为每天清晨顿服，疗程 6 周。

(2)巩固维持阶段：隔天晨顿服 1.5 mg 或 40 mg/m^2(最大剂量 60 mg/d)，共 6 周，然后逐渐减量。

3.非频复发小儿肾病综合征的治疗

(1)寻找诱因：积极寻找复发诱因，积极控制感染，少数患儿控制感染后可自发缓解。

(2)激素治疗。①重新诱导缓解：足量泼尼松(或泼尼松龙)每天分次或清晨顿服，直至尿蛋白连续转阴 3 天后改为 40 mg/m^2或 1.5 mg/(kg · d)隔天清晨顿服4 周，然后用 4 周以上的时间逐渐减量。②在感染时增加激素维持量。

患儿在巩固维持阶段患上呼吸道感染时改隔天口服激素治疗为同剂量每天口服，可降低复发率。

4.频复发/激素依赖型肾病综合征的治疗

(1)激素。①拖尾疗法：同上诱导缓解后泼尼松每 4 周减量 0.25 mg/kg，给予能维持缓解的最小有效激素量(0.5～0.25 mg/kg)，隔天口服，连用 9～18 个月。②在感染时增加激素维持量：患儿在隔天口服泼尼松 0.5 mg/kg 时出现上呼吸道感染时改隔天口服激素治疗为同剂量每天口服，连用 7 天，可降低2 年后的复发率。③改善肾上腺皮质功能：因肾上腺皮质功能减退患儿复发率显著增高，对这部分患儿可用促肾上腺皮质激素静脉滴注来预防复发。对激素依赖型小儿肾病综合征患儿可予促肾上腺皮质激素 0.4 U/(kg · d)(总量不超过 25 U)静脉滴注 3～5 天，然后激素减量。每次激素减量均按上述处理，直至停激素。④更换激素种类：对泼尼松疗效较差的病例，可换用其他糖皮质激素制剂。

(2)免疫抑制剂。①环磷酰胺剂量：2～3 mg/(kg · d)分次口服 8 周，或 8～

12 mg/(kg · d)静脉冲击疗法，每 2 周连用 2 天，总剂量≤200 mg/kg，或每月 1 次静脉推注，每次 500 mg/m^2，共 6 次。不良反应有：白细胞计数减少、秃发、肝功能损害、出血性膀胱炎等，少数可发生肺纤维化。最需要引起重视的是其远期性腺损害。病情需要者可小剂量、短疗程、间断用药，避免青春期前和青春期用药。②其他免疫抑制剂：可根据相关指南分别选用环孢素 A、他克莫司、利妥昔布、长春新碱。

(3)免疫调节剂。左旋咪唑一般作为激素辅助治疗，适用于常伴感染的频复发型小儿肾病综合征和激素依赖型小儿肾病综合征。剂量：2.5 mg/kg，隔天服用 12～24 个月。左旋咪唑在治疗期间和治疗后均可降低复发率减少激素用量，对某些患儿可诱导长期缓解。不良反应可有胃肠不适、流感样症状、皮疹、中性粒细胞计数下降，停药即可恢复。

5.抗凝及纤溶药物疗法

由于肾病往往存在血液高凝状态和纤溶障碍，易并发血栓形成，需加用抗凝和溶栓治疗。

(1)肝素：1 mg/(kg · d)，加入 10%葡萄糖液 50～100 mL 中静脉滴注，每天 1 次，2～4 周为 1 个疗程。亦可选用低分子量肝素。病情好转后改口服抗凝药维持治疗。

(2)尿激酶：有直接激活纤溶酶溶解血栓的作用。一般剂量为 3 万～6 万 U/d，加入 10%葡萄糖液 100～200 mL 中静脉滴注，1～2 周为 1 个疗程。症状严重者可使用尿激酶冲击治疗。

(3)口服抗凝药：双嘧达莫，5～10 mg/(kg · d)，分 3 次饭后口服，6 个月为1 个疗程。

6.血管紧张素转换酶抑制剂治疗

对改善肾小球局部血流动力学、减少尿蛋白、延缓肾小球硬化有良好作用。尤其适用于伴有高血压的小儿肾病综合征。常用制剂有卡托普利、依那普利、福辛普利等。

7.中医药治疗

小儿肾病综合征属中医“水肿”“阴水”“虚劳”的范畴。可根据辨证施治原则立方治疗。

(八)预后

肾病综合征的预后转归与其病理变化关系密切。微小病变型预后最好，局灶性肾小球硬化和系膜毛细血管性肾小球肾炎预后最差。微小病变型 90%～

95%的患儿首次应用激素有效。其中85%可有复发，复发在第一年比以后更常见。如果1个病例3～4年还没有复发，其后有95%的机会不复发。微小病变型发展成尿毒症者极少，绝大多数死于感染或激素严重不良反应等。对于激素依赖型小儿肾病综合征经久不愈者应尽可能检查有否相关基因突变，以避免长期无效的药物治疗。

三、紫癜性肾炎

过敏性紫癜是一种以皮肤紫癜、出血性胃肠炎、关节炎及肾脏损害为特征的综合征，基本病变是全身弥漫性坏死性小血管炎。伴肾脏损害者称为紫癜性肾炎。本病好发于儿童，据国内儿科报告，紫癜性肾炎占儿科住院泌尿系统疾病8%，仅次于急性肾炎和原发性肾病综合征而居第三位。男女儿童均可发病，男∶女比例约为1.6∶1。平均发病年龄(9.0±2.8)岁，90%以上患儿年龄在5～13岁。四季均有发病，9月至次年3月为发病高峰季节，发病率占全年发病的80%以上。农村患儿和城市患儿的发病率无差别。

(一)病因与发病机制

1.病因

(1)感染：过敏性紫癜多继发于上呼吸道感染。

(2)疫苗接种：某些疫苗接种如流感疫苗、乙肝疫苗、狂犬疫苗、流脑疫苗、白喉疫苗、麻疹疫苗也可能诱发过敏性紫癜，但尚需可靠研究证据证实。

(3)食物和药物因素：有个案报道某些药物的使用也能触发过敏性紫癜。目前尚无明确证据证明食物过敏是导致过敏性紫癜的原因。

(4)遗传因素：过敏性紫癜存在遗传好发倾向，白种人的发病率明显高于黑种人。近年来有关遗传学方面的研究涉及的基因主要有*HLA*基因、家族性地中海基因、血管紧张素转换酶基因、甘露糖结合凝集素基因、血管内皮生长因子基因、*PAX2*基因、*TIM*-1等。文献报道黏附分子P-selectin表达增强及基因多态性可能与过敏性紫癜发病相关，P-selectin基因启动子-2123多态性可能与儿童过敏性紫癜发病相关。

2.发病机制

(1)紫癜性肾炎与免疫：紫癜性肾炎患儿的免疫学紊乱十分复杂，包括免疫细胞(如巨噬细胞、淋巴细胞、嗜酸性粒细胞)和免疫分子(如免疫球蛋白、补体、细胞因子、黏附分子、趋化因子)的异常，它们在紫癜性肾炎的发病机制中起着关键的作用。

(2)凝血与纤溶:90 年代后,对凝血与纤溶过程在紫癜性肾炎发病中的作用的探讨,更多地关注在交联纤维蛋白。交联纤维蛋白主要沉积于内皮细胞和系膜区,与系膜及内皮损伤有关。

3.遗传学基础

本病非遗传性疾病,但存在遗传好发倾向。

(1)*C* 4 基因缺失可能直接参与紫癜性肾炎发病。

(2)*IL* -1*ra* 基因型——*IL* -1*RN* *2 等位基因的高携带率,使机体不能有效拮抗 IL-1 致炎作用可能是紫癜性肾炎发病机制中非常重要的因素之一。

(二)病理改变与分级

1.常见病理改变

紫癜性肾炎病理特征以肾小球系膜增生、系膜区免疫球蛋白 A 沉积,以及上皮细胞新月体形成为主,可见到各种类型的肾损害。

(1)光镜:肾小球系膜细胞增生病变,可伴内皮细胞和上皮细胞增生、新月体形成、系膜区炎性细胞浸润、肾小球纤维化,还可见局灶性肾小球坏死甚至硬化。间质可出现肾小管萎缩、间质炎性细胞浸润、间质纤维化等改变。

(2)免疫荧光:系膜区和肾小球毛细血管袢有免疫球蛋白 A、免疫球蛋白 G、C_3 备解素和纤维蛋白原呈颗粒状沉积。

(3)电镜:系膜区有不同程度增生,系膜区和内皮下有电子致密物沉积。

2.病理分级标准

国际儿童肾脏病研究中心按肾组织病理检查将其分为 6 级。

(1)Ⅰ级:轻微肾小球异常。

(2)Ⅱ级:单纯系膜增生。

(3)Ⅲ级:系膜增生伴小于肾小球 50%的新月体形成。

(4)Ⅳ级:系膜增生伴 50%~75%的肾小球新月体形成。

(5)Ⅴ级:系膜增生伴大于肾小球 75%的新月体形成。

(6)Ⅵ级:膜增生性肾小球肾炎。

其中Ⅱ~Ⅴ级又根据系膜病变的范围程度分为局灶性和弥漫性。

(三)临床表现

1.肾脏症状

紫癜性肾炎主要表现为血尿、蛋白尿,亦可出现高血压、水肿、氮质血症甚至急性肾衰竭。肾脏症状可出现于紫癜性肾炎的整个病程,但多发生在紫癜后2~

4周内,个别病例出现于过敏性紫癜发生6个月后,故尿常规追踪检查是及时发现肾脏损害的重要手段。目前,对肾损害较一致的看法是即使尿常规正常,肾组织已有改变。个别紫癜性肾炎患儿尿常规无异常发现,只表现为肾功能减退。

2.肾外症状

典型的皮肤紫癜、胃肠道表现(腹痛,便血和呕吐)及关节症状为紫癜性肾炎肾外的三大主要症状,其他如神经系统、生殖系统、呼吸循环系统也可受累,甚至发生严重的并发症,如急性胰腺炎、肺出血、肠梗阻、肠穿孔等。

(四)实验室检查

1.血常规

白细胞计数正常或轻度增高,中性粒细胞或嗜酸性粒细胞比例增多。

2.尿常规

可有血尿、蛋白尿、管型尿。

3.凝血功能检查

正常,可与血液病致紫癜相鉴别。

4.毛细血管脆性试验

急性期毛细血管脆性试验阳性。

5.红细胞沉降率、血清免疫球蛋白A及冷球蛋白

红细胞沉降率增快,血清免疫球蛋白A和冷球蛋白含量增加。但血清免疫球蛋白A增高对本病诊断无特异性。

6.补体

血清C_3、C_{1q}、备解素多正常。

7.肾功能

多正常,严重病例可有肌酐清除率降低和尿素氮、血肌酐增高。

8.血生化

表现为肾病综合征者,有血清蛋白降低和胆固醇增高。

9.皮肤活检

无论在皮疹部位或非皮疹部位,免疫荧光检查均可见毛细血管壁有免疫球蛋白A沉积。此点也有助于和除免疫球蛋白A肾病外的其他肾炎作鉴别。

10.肾穿刺活检

肾穿刺活组织检查有助于本病的诊断,也有助于明了病变严重度和评估预后。

(五)诊断与鉴别诊断

1.诊断标准

中华医学会儿科学分会肾脏病学组制定的儿童紫癜性肾炎的诊治循证指南中诊断标准为:在过敏性紫癜病程6个月内,出现血尿和(或)蛋白尿诊断为紫癜性肾炎。①血尿:肉眼血尿或镜下血尿;②蛋白尿:满足以下任一项者。1周内3次尿常规蛋白阳性;24小时尿蛋白定量>150 mg;1周内3次尿微量清蛋白高于正常值。极少部分患儿在过敏性紫癜急性病程6个月后,再次出现紫癜复发,同时首次出现血尿和(或)蛋白尿者,应争取进行肾活检,如为免疫球蛋白A系膜内沉积为主的系膜增生性肾小球肾炎,则亦应诊断为紫癜性肾炎。

2.鉴别诊断

紫癜性肾炎应与原发性免疫球蛋白A肾病、急性肾炎、Goodpasture综合征、狼疮性肾炎及多动脉炎等鉴别。

(六)治疗

1.一般治疗

急性期有发热、消化道和关节症状显著者,应注意休息,进行对症治疗。

(1)饮食控制:目前尚无明确证据证明食物过敏是导致过敏性紫癜的病因,故仅在过敏性紫癜胃肠道损害时需注意控制饮食,以免加重胃肠道症状。过敏性紫癜腹痛患儿若进食可能会加剧症状,但是大部分轻症患儿可以进食少量少渣易消化食物。呕血严重及便血者应暂禁食,给予止血、补液等治疗。严重腹痛或呕吐者可能需要营养要素饮食或肠外营养支持。

(2)抗感染治疗:有明确的感染或病灶时应选用敏感的抗生素,但应尽量避免盲目预防性用抗生素。

2.肾损害的治疗

根据中华医学会儿科学分会肾脏病学组制定的儿童紫癜性肾炎的诊治循证指南如下。

(1)孤立性血尿或病理Ⅰ级:仅对过敏性紫癜进行相应治疗。应密切监测患儿病情变化,建议至少随访3年。

(2)孤立性蛋白尿、血尿和蛋白尿或病理Ⅱa级:建议使用血管紧张素转换酶抑制剂和(或)血管紧张素受体拮抗剂类药物,有降蛋白尿的作用。国内也有用雷公藤多苷进行治疗,疗程3个月,但应注意其胃肠道反应、肝功能损伤、骨髓抑制及可能的性腺损伤的不良反应。

(3)非肾病水平蛋白尿或病理Ⅱb、Ⅲa级：用雷公藤多苷治疗3～6个月。也可激素联合免疫抑制剂治疗，如激素联合环磷酰胺治疗、联合环孢素A治疗。

(4)肾病水平蛋白尿、肾病综合征或病理Ⅲb、Ⅳ级：该组患儿临床症状及病理损伤均较重，现多采用激素联合免疫抑制剂治疗，其中疗效最为肯定的是糖皮质激素联合环磷酰胺治疗。若临床症状较重、病理呈弥漫性病变或伴有新月体形成者，首选糖皮质激素联合环磷酰胺冲击治疗，当环磷酰胺治疗效果欠佳或患儿不能耐受环磷酰胺时。可更换其他免疫抑制剂。

(5)急进性肾炎或病理Ⅳ、Ⅴ级：这类患儿临床症状严重、病情进展较快，现多采用三至四联疗法，常用方案为：甲泼尼龙冲击治疗1～2个疗程后口服泼尼松＋环磷酰胺(或其他免疫抑制剂)＋肝素＋双嘧达莫。亦有甲泼尼龙联合尿激酶冲击治疗＋口服泼尼松＋环磷酰胺＋华法林＋双嘧达莫治疗。

3.肾外症状的治疗

(1)关节症状的治疗：关节痛患儿通常应用非甾体类抗炎药能很快止痛。口服泼尼松[1 mg/(kg · d)，2周后减量]可降低过敏性紫癜关节炎患儿关节疼痛程度及疼痛持续时间。

(2)胃肠道症状的治疗：激素治疗可较快缓解急性过敏性紫癜的胃肠道症状，缩短腹痛持续时间。腹痛明显时需要严密监测患儿出血情况(如呕血、黑便或血便)，必要时需行内镜检查。严重胃肠道血管炎，应用丙种球蛋白、甲泼尼龙静脉滴注及血浆置换或联合治疗均有效。

(3)急性胰腺炎的治疗：予以对症、支持疗法，卧床休息，少蛋白低脂少渣半流饮食，注意维持水电解质平衡，并监测尿量和肾功能。

(4)肺出血的治疗：应在强有力支持疗法的基础上，排除感染后早期使用甲泼尼龙静脉冲击，并配合使用环磷酰胺或硫唑嘌呤，加强对症治疗，如贫血严重可予输血，呼吸衰竭时及早应用机械通气，并发弥散性血管内凝血可按相关诊疗指南治疗。

(七)预后

病理类型与预后有关，病理改变中新月体＜50％者预后好，仅5％发生肾衰竭，而新月体＞50％者约30％发生肾衰竭，而新月体超过75％者60％～70％发生肾衰竭。按ISKDC分类法Ⅱ级、Ⅲa级预后较好，Ⅲb、Ⅳ及Ⅴ级的预后差。且肾小管间质改变严重者预后差，电镜下见电子致密物沉积在上皮下者预后差。对紫癜性肾炎患儿应加强随访，病程中出现尿检异常的患儿则应延长随访时间，建议随访3～5年。

四、狼疮性肾炎

系统性红斑狼疮是一种累及多系统、多器官的具有多种自身抗体的自身免疫性疾病。该病在亚洲地区女孩发病率最高，有报道白种女孩为(1.27～4.4)/10万，而亚洲女孩则为(6.16～31.14)/10万。我国发病率约为70/10万人口，其中女性占85%～95%，多数发生在13～14岁。当系统性红斑狼疮并发肾脏损害时即为狼疮性肾炎。一般认为狼疮性肾炎占系统性红斑狼疮的46%～77%，而对系统性红斑狼疮患儿肾活检发现系统性红斑狼疮患儿100%有轻重不等的肾损害。儿童狼疮性肾炎损害发生率高于成人，系统性红斑狼疮起病早期可有60%～80%肾脏受累，2年内可有90%出现肾脏损害。肾脏病变程度直接影响系统性红斑狼疮的预后。肾受累及进行性肾功能损害是系统性红斑狼疮的主要死亡原因之一。

(一)病因及发病机制

1.病因

(1)病毒感染：C型DNA病毒(慢病毒)感染有关。

(2)遗传因素：本病遗传易感基因位于第六对染色体中，遗传性补体缺陷易患系统性红斑狼疮，带*HLADW* 3，*HLA-BW* 15者易发生系统性红斑狼疮。

(3)性激素：不论男女患儿体内雌激素增高，雄激素降低。雌激素增高可加重病情。

(4)自身组织破坏：日晒紫外线可使40%的患儿病情加重。某些药物如氨基柳酸、青霉素、磺胺等可诱发或加重系统性红斑狼疮。

2.发病机制

较为复杂，尚不完全明了。目前研究认为系统性红斑狼疮患儿体内存在多种自身抗体，在狼疮性肾炎的发生、发展过程中占有非常重要的地位，其产生与细胞凋亡密切相关：主要是自身反应性T细胞、B细胞逃脱细胞凋亡而处于活化增殖状态，引起机体对自身抗原的外周耐受缺陷，导致自身免疫异常而致病。促发因素如下。

(1)遗传。系统性红斑狼疮有家族遗传倾向：13.8%系统性红斑狼疮患儿的三代亲属中有一或更多亲属有结缔组织病，同卵双胎一致发病的百分比高达70%。

(2)病毒感染、日光、药物等。近些年来，人们对狼疮性肾炎的发病机制有了更深刻的认识，普遍观点认为自身抗体通过核小体介导与肾脏结合而致病。细胞凋亡的产物核小体(由组蛋白与DNA两部分组成)作为自身抗原诱导机体产生自身抗体,即抗核小体抗体。近年来的研究表明,在狼疮性肾炎的病程中抗核小体抗体可早于抗dsDNA抗体而出现,其敏感性及特异性均优于后者,且血中抗体水平与蛋白尿、疾病活动性呈显著相关。目前认为:核小体的一端通过组蛋白或DNA与肾小球基膜、系膜细胞等相结合,另一端暴露出抗体的结合位点,从而介导自身抗体与肾脏结合,导致补体活化、炎症细胞聚集和细胞因子释放,诱发狼疮性肾炎。核小体中组蛋白或DNA与肾小球不同成分的结合,可以导致自身抗体在不同的部位形成沉积,从而产生不同的临床表现和病理分型。

此外,细胞凋亡对维持肾小球内环境的稳定也同样具有重要意义。近年来,认识到狼疮性肾炎时除了整体水平上的淋巴细胞凋亡异常外,肾小球局部也存在着细胞凋亡调节的紊乱。

(二)病理

1.病理分类标准

(1)Ⅰ型:系膜轻微病变型狼疮性肾炎。

(2)Ⅱ型:系膜增生型狼疮性肾炎。

(3)Ⅲ型:局灶型狼疮性肾炎。

(4)Ⅳ型:弥漫型狼疮性肾炎。

(5)Ⅴ型:膜型狼疮性肾炎。

(6)Ⅵ型:进行性硬化型狼疮性肾炎。

据报道儿童狼疮性肾炎中Ⅰ、Ⅱ型占25%,Ⅲ、Ⅳ型占65%,Ⅴ型占9%。值得注意的是,上述各型之间转型常见。此外,狼疮性肾炎免疫荧光检查典型表现是以免疫球蛋白G为主,早期补体成分如C_4、C_1q通常与C_3一起存在。3种免疫球蛋白加上C_3、C_4、C_1q均存在时,称满堂亮,见于1/4~2/3的患儿。

2.间质和小管损伤

狼疮性肾炎的肾间质和肾小管损伤相当常见,表现为肾小管变性、萎缩和坏死,炎性细胞浸润,基膜变厚和间质纤维化。免疫荧光可见免疫球蛋白G、C_1q、C_3、C_4局灶性沉积于肾小管基膜。电镜下可见电子致密物沿肾小管基膜沉积。少数以急性小管间质肾炎单独存在,可表现为急性肾衰竭。

3.血管损伤

血管免疫沉积、透明和非炎症性坏死性病变、伴血管壁淋巴和单核细胞浸润的真性血管炎均可见,罕见肾内小动脉血栓,这些血管病变预示预后不良,偶见血栓性微血管病。

4.活动性病变和慢性病变的判断

狼疮性肾炎活动性指数和慢性指数的判断是评估疾病活动性及预后的标准指标。

(三)临床表现

狼疮性肾炎的临床表现多种多样,主要表现为两大类。

1.狼疮性肾炎的肾脏表现

其中 1/4～2/3 的系统性红斑狼疮患儿会出现狼疮性肾炎的临床表现。狼疮性肾炎 100%可表现出程度不同的蛋白尿、80%镜下血尿,常伴有管型尿、水肿、高血压及肾功能障碍,夜尿增多也常常是狼疮性肾炎的早期症状之一。

2.狼疮性肾炎的全身性表现

可表现为发热、皮肤黏膜症状、关节症状、肌肉骨骼症状、多发性浆膜炎、血液系统和心血管系统损害、肝脏、肺脏、中枢神经系统症状等,甚至出现急性危及生命的狼疮危象。其他临床表现可见眼部病变,如眼底静脉迂曲扩张、视神经盘萎缩,典型的眼底改变是棉绒斑,还可见巩膜炎、虹膜炎等。

(四)诊断与鉴别诊断

1.诊断

系统性红斑狼疮患儿有下列任 1 项肾受累表现者即可诊断为狼疮性肾炎。①尿蛋白检查满足以下任 1 项者:1 周内 3 次尿蛋白定性检查阳性;或24 小时尿蛋白定量＞150 mg;或 1 周内 3 次尿微量清蛋白高于正常值。②离心尿每高倍镜视红细胞数＞5 个。③肾功能异常[包括肾小球和(或)肾小管功能]。④肾活检异常。

2.鉴别诊断

系统性红斑狼疮的临床表现多种多样,临床误诊率较高,尤其是临床表现不典型和早期系统性红斑狼疮,诊断时应注意与原发性肾小球疾病、感染性疾病、慢性活动性肝炎、特发性血小板减少性紫癜等相鉴别。

(五)治疗

狼疮性肾炎的治疗较为复杂,应按照肾脏病理类型进行相应的治疗。治疗的早晚、是否正确用药及疗程的选择是决定狼疮性肾炎疗效的关键。

1.治疗原则

(1)伴有肾损害症状者,应尽早行肾活检,以利于依据不同肾脏病理特点制订治疗方案。

(2)积极控制系统性红斑狼疮/狼疮性肾炎的活动性。

(3)坚持长期、正规、合理的药物治疗,并加强随访。

(4)尽可能减少药物带来的不良反应,切记不要以生命为代价去追求药物治疗的完全缓解。

2.一般对症治疗

包括疾病活动期卧床休息,注意营养,避免日晒,防治感染,避免使用引起肾损害和能够诱发本病的药物。不做预防注射。

所有狼疮性肾炎均加用羟氯喹为基础治疗。羟氯喹一般剂量为 4～6 mg/(kg・d),最大剂量为 6.5 mg/(kg・d),对于眼科检查正常的患儿通常是安全的;对于肾小球滤过率＜30 mL/min 的患儿有必要调整剂量。

3.狼疮性肾炎的治疗

根据我国儿童《狼疮性肾炎的诊断治疗指南》按照病理分型治疗。

(1)Ⅰ型、Ⅱ型:一般认为,伴有肾外症状者,予系统性红斑狼疮常规治疗;儿童患者只要存在蛋白尿,应加用泼尼松治疗,并按临床活动程度调整剂量和疗程。

(2)Ⅲ型:轻微局灶增生性肾小球肾炎的治疗,可予泼尼松治疗,并按临床活动程度调整剂量和疗程;肾损症状重、明显增生性病变者,参照Ⅳ型治疗。

(3)Ⅳ型:该型为狼疮性肾炎病理改变中最常见、预后最差的类型。指南推荐激素加用免疫抑制剂联合治疗。治疗分诱导缓解和维持治疗两个阶段。①诱导缓解阶段:共 6 个月,首选激素＋环磷酰胺冲击治疗。泼尼松 1.5～2.0 mg/(kg・d),6～8 周,根据治疗反应缓慢减量。环磷酰胺静脉冲击有2 种方法可选择:每次 500～750 mg/m^2,每月 1 次,共 6 次或 8～12 mg/(kg・d),每2 周连用 2 天,总剂量 150 mg/kg。肾脏增生病变显著时需给予环磷酰胺冲击联合甲泼尼龙冲击。甲泼尼龙冲击 15～30 mg/(kg・d),最大剂量不超过1 g/d,3 天为 1 个疗程,根据病情可间隔 3～5 天重复 1～2 个疗程。霉酚酸酯可作为诱导缓解治疗时环磷酰胺的替代药物,在不能耐受环磷酰胺治疗、病情反复或环磷酰胺治疗无效情况下,可换用霉酚酸酯,指南推荐儿童霉酚酸酯剂量 20～30 mg/(kg・d)。环磷酰胺诱导治疗 12 周无反应者,可考虑换用霉酚酸酯替代环磷酰胺。②维持治疗阶段:至少 2 年。在完成 6 个月的诱导治疗后呈完全反应者,停用环磷酰胺,泼尼松逐渐减量至每天 5～10 mg 口服,维持至少 2 年;在最后 1 次使用环磷酰胺后两周加用硫唑嘌呤 1.5～2 mg/(kg・d)(1 次或分次服用);或霉酚酸酯。初治 6 个月非完全反应者,继续用环磷酰胺每 3 个月冲击1 次,至狼疮性肾炎缓解达

1年；近年来，霉酚酸酯在维持期的治疗受到越来越多的关注。霉酚酸酯可用于不能耐受硫唑嘌呤的患儿，或治疗中肾损害反复者。

(4) Ⅴ型：临床表现为蛋白尿者，加用环孢素或环磷酰胺较单独激素治疗者效果好。合并增生性病变者，按病理Ⅳ型治疗。近年有报道针对Ⅴ＋Ⅳ型患儿采取泼尼松＋霉酚酸酯＋FK506的多靶点联合治疗有效，但尚需进一步的多中心随机对照试验的验证。

(5) Ⅵ型：具有明显肾功能不全者，予以肾替代治疗（透析或肾移植），其生存率与非狼疮性肾炎的终末期肾病患儿无差异。如果同时伴有活动性病变，仍应当给予泼尼松和免疫抑制剂治疗。

4.血浆置换和血浆免疫吸附

血浆置换能够有效降低血浆中的免疫活性物质，清除导致肾脏损伤的炎症介质，因此能够阻止和减少免疫反应，中断或减缓肾脏病理进展。对激素治疗无效或激素联合细胞毒或免疫抑制剂无效、肾功能急剧恶化、或Ⅳ型狼疮活动期患儿，可进行血浆置换。近年来发展的血浆免疫吸附治疗系统性红斑狼疮/狼疮性肾炎适用于以下情况：①活动性系统性红斑狼疮/狼疮性肾炎或病情急性进展者；②伴有狼疮危象者；③难治性病例或复发者；④存在多种自身免疫性抗体者；⑤因药物不良反应而停药病情仍活动者。

常与激素和免疫抑制剂合用提高疗效。

5.抗凝治疗

狼疮性肾炎常呈高凝状态，可使用普通肝素1 mg/(kg·d)，加入50～100 mL葡萄糖溶液中静脉滴注，或低分子量肝素50～100 AxaIU/(kg·d)皮下静脉注射；已有血栓形成者可用尿激酶(2～6)万U溶于葡萄糖溶液中静脉滴注，每天1次，疗程为1～2周。

6.透析和肾移植

肾衰竭者可进行透析治疗和肾移植，但有移植肾再发狼疮性肾炎的报道。

(六)预后

不定期随诊、不遵循医嘱、不规范治疗和严重感染是儿童狼疮性肾炎致死的重要原因。影响狼疮性肾炎预后有诸多因素，若出现下列因素提示预后不良：①儿童时期（年龄≤15岁）发病；②合并有大量蛋白尿；③合并有高血压；④血肌酐明显升高，≥120 μmol/L；⑤狼疮肾炎活性指数≥12分和（或）慢性损害指数≥4分；⑥病理类型为Ⅳ型或Ⅵ型。

五、乙型肝炎病毒相关性肾炎

乙型肝炎病毒相关性肾炎是指继发于乙型肝炎病毒感染的肾小球肾炎。本病是儿童时期较为常见的继发性肾小球疾病之一，主要表现为肾病综合征或蛋白尿、血尿，病理改变以膜性肾病最多见。近年来儿童乙型肝炎病毒感染率显著降低，乙型肝炎病毒相关性肾炎的发病率也呈下降趋势，占儿童肾活检的比例近年已不足5%。

（一）病因

本病由乙型肝炎病毒感染所致，乙型肝炎病毒是直径为42～45 nm的球形颗粒，是DNA病毒，由双层外壳及内核组成，内含双股DNA及DNA多聚酶，其中一条负链为长链，约3.2 kb，另一条正链是短链，约2.8 kb，长链DNA上有4个阅读框架，分别编码HBsAg、HBcAg、HBeAg、DNA多聚酶和X蛋白，HBsAg、HBcAg和HBeAg可以沉积于肾小球毛细血管壁导致肾炎发生，乙型肝炎病毒基因变异也可能在肾炎的发生中起一定作用。

（二）发病机制

乙型肝炎病毒相关性肾炎的发病机制尚不清楚，目前有以下几种研究结果。

1.免疫复合物导致的损伤

(1)循环免疫复合物，HBsAg和HBcAg与其相应的抗体形成免疫复合物沉积于系膜区或内皮下，引起系膜增生性肾炎或系膜毛细血管性肾炎。HBeAg与其抗体形成的免疫复合物沉积于基膜引起膜性肾病。

(2)原位免疫复合物，主要是HbeAg先植入基膜，其抗原再与抗体结合，引起膜性肾病。

2.病毒直接对肾脏细胞的损害

病毒可以感染肾脏细胞，或者通过产生诸如X蛋白等导致细胞病变。

3.自身免疫性损害

乙型肝炎病毒感染机体后，可以刺激机体产生多种自身抗体，如抗DNA抗体、抗细胞骨架成分抗体和抗肾小球刷状缘抗体等，从而产生自身免疫反应，导致肾脏损害。

（三）病理

儿童乙型肝炎病毒相关性肾炎大多表现为膜性肾病，其次为膜增生性肾小球肾炎、系膜增生性肾小球肾炎、局灶节段性系膜增生或局灶节段硬化性肾小球肾炎、免疫球蛋白 A 肾病。往往伴有轻中度的系膜细胞增生且增生的系膜有插入，但多限于旁系膜区，很少伸及远端毛细血管内皮下。免疫荧光检查免疫球蛋白 G 及 C_3 呈颗粒样沉积在毛细血管壁和系膜区，也常有免疫球蛋白 M、免疫球蛋白 A 及 C_1q 沉积，肾小球内一般都有乙型肝炎病毒抗原（HBsAg、HBcAg 和 HBeAg）沉积。电镜检查可见电子致密物在上皮下、内皮下及系膜区沉积。

（四）临床表现

本病多见于学龄前期及学龄期儿童，男孩明显多于女孩。起病隐匿，家庭多有乙型肝炎病毒感染携带者。

1.肾脏表现

大多表现为肾病综合征或者肾炎综合征，对肾上腺皮质激素治疗一般无反应。水肿多不明显，少数患儿呈明显凹陷性水肿并伴有腹水，高血压和肾功能不全较少见。

2.肝脏表现

约半数患儿转氨酶升高，黄疸少见。

（五）辅助检查

1.尿常规检查

可出现血尿及蛋白尿、管型尿，尿蛋白主要为清蛋白。

2.血生化检查

往往有清蛋白下降，胆固醇增高，谷丙转氨酶及谷草转氨酶可升高或正常，血浆蛋白电泳 α_2 球蛋白及 β 球蛋白升高，γ 球蛋白则往往正常。

3.乙型肝炎病毒血清学标记

大多数患儿为乙型肝炎大三阳（HBsAg、HBeAg 及 HBcAb 阳性），少数患儿为小三阳（HBsAg、HBeAb 及 HBcAb 阳性），单纯 HBsAg 阳性者较少。

4.乙型肝炎病毒-DNA

血清乙型肝炎病毒-DNA 阳性。

5.免疫学检查

部分患儿血清免疫球蛋白 G 降低，C_3 降低。

6.肾活检

肾活体组织检查是确定乙型肝炎病毒相关性肾炎的最终手段，是诊断乙型肝炎病毒相关性肾炎的必备条件。

（六）诊断

（1）血清乙型肝炎病毒标志物阳性。

(2)患肾病或肾炎并除外其他肾小球疾病。

(3)肾组织切片中找到乙型肝炎病毒抗原或乙型肝炎病毒-DNA。

(4)肾组织病理改变:绝大多数为膜性肾炎,少数为膜增生性肾炎和系膜增生性肾炎。

值得说明的是:符合(1)(2)(3)项即可确诊,不论其肾组织病理改变如何;只具备(2)(3)项时也可确诊;符合诊断条件中的(1)(2)项且肾组织病理确诊为膜性肾炎时,尽管其肾组织切片中未查到乙型肝炎病毒抗原或乙型肝炎病毒-DNA,但儿童原发膜性肾病非常少,也需考虑乙肝肾炎的诊断;我国为乙型肝炎病毒感染高发地区,如肾小球疾病患儿同时有乙型肝炎病毒抗原血症,尚不足以作为乙型肝炎病毒相关性肾炎的依据。

(七)治疗

1.一般治疗

包括低盐、适量优质蛋白饮食;水肿时利尿,一般口服利尿剂,严重水肿时可静脉应用呋塞米;有高凝倾向者需抗血小板或者肝素治疗。

2.抗病毒治疗

抗病毒治疗是儿童乙型肝炎病毒相关性肾炎主要的治疗方法,抗病毒治疗适合血清乙型肝炎病毒 DNA≥10^5拷贝/mL(HBeAg 阴性者≥10^4拷贝/mL)伴血清谷丙转氨酶≥2×ULN 的乙型肝炎病毒相关性肾炎。大量蛋白尿患儿血清谷丙转氨酶<2×ULN 但乙型肝炎病毒 DNA≥10^5拷贝/mL 也可考虑抗病毒治疗。方法有 α-干扰素隔天注射,每次 300 万单位/m^2,疗程半年以上;拉米夫定 3 mg/(kg·d)(<100 mg/d),疗程 1 年以上。

3.激素与免疫抑制剂

对儿童乙型肝炎病毒相关性肾炎应以抗病毒治疗为主,在抗病毒治疗同时应慎用激素治疗,因为有增加乙型肝炎病毒复制的风险,不推荐单用激素和免疫抑制剂治疗。

4.免疫调节剂

可用胸腺肽和中药增强免疫治疗,对抑制乙型肝炎病毒增殖有一定效果。

第二节 肾小管疾病

一、肾小管酸中毒

肾小管酸中毒是由于近端肾小管对 HCO_3^- 重吸收障碍和(或)远端肾小管排泌氢离子障碍所致的一组临床综合征。其主要表现为慢性高氯性代谢性酸中毒、电解质紊乱、肾性骨病、尿路症状等。原发性者为先天遗传缺陷,多有家族史,早期无肾小球功能障碍。继发性者可见于许多肾脏和全身疾病。肾小管酸中毒一般分为 4 个临床类型,即①远端肾小管酸中毒;②近端肾小管酸中毒;③混合型或Ⅲ型肾小管酸中毒;④高钾型肾小管酸中毒。

(一)远端肾小管酸中毒(Ⅰ型)

远端肾小管酸中毒是由于远端肾小管排泌 H^+ 障碍,尿 NH_4^+ 及可滴定酸排出减少所致。

1.病因

Ⅰ型肾小管酸中毒分为原发性和继发性,原发者为遗传性肾小管 H^+ 泵缺陷,常染色体隐性遗传涉及编码 V-ATP 酶的 α_4 亚基的基因*ATP 6V0A* 4 和 β_1 亚基的基因*ATP 6V 1B* 1 突变,以及编码阴离子交换通道 1 的基因*SCL 4A* 1 突变。常染色体显性遗传仅涉及*SCL 4A* 1 基因突变。继发者可见于很多疾病,如肾盂肾炎、特发性高 γ-球蛋白血症、干燥综合征、原发性胆汁性肝硬化、系统性红斑狼疮、纤维素性肺泡炎、甲状旁腺功能亢进、甲状腺功能亢进、维生素 D 中毒、特发性高钙尿症、Wilson 病、药物性或中毒性肾病、髓质囊性病、珠蛋白生成障碍性贫血、碳酸酐酶缺乏症等。

2.发病机制

正常情况下远曲小管 HCO_3^- 重吸收很少,排泌的 H^+ 主要与管腔液中 Na_2HPO_3 交换 Na^+,形成 NaH_2PO_4,与 NH_3 结合形成 NH_4^+。$H_2PO_4^-$ 与 NH_4^+ 不能弥散至细胞内,因此产生较陡峭的小管腔液-管周间 H^+ 梯度。Ⅰ型肾小管酸中毒患儿不能形成或维持小管腔液-管周间 H^+ 梯度,故使 H^+ 储积,而体内 HCO_3^- 储备下降,血液中 Cl^- 代偿性增高,尿液酸化功能障碍,尿 $pH>5.5$,净酸排泄减少,因而发生高氯性酸中毒。

由于泌 H^+ 障碍,Na^+-H^+ 交换减少,必然导致 Na^+-K^+ 交换增加,大量 K^+、

Na^+被排出体外，因而造成低钾、低钠血症。患儿由于长期处于酸中毒状态，致使骨质脱钙、骨骼软化而变形，骨质游离出的钙可导致肾钙化或尿路结石。

3.临床表现

本病的临床表现主要包括：①高氯性代谢性酸中毒；②电解质紊乱主要为高氯血症和低钾血症；③尿 NH_4^+ 和可滴定酸排出减少，尿钾排出增多；④碱性尿，即使在酸中毒或酸负荷时，始终尿 pH＞5.5；⑤高尿钙，常有肾钙化或肾结石表现；⑥尿路症状等。

原发性病例，可在出生后即有临床表现。临床上分为婴儿型和幼儿型。慢性代谢性酸中毒表现有厌食、恶心、呕吐、腹泻、便秘及生长发育落后等。低钾血症患儿出现全身肌无力和周期性瘫痪。肾性骨病常表现为软骨病或佝偻病，囟门宽大且闭合延迟，出牙延迟或牙齿早脱，维生素 D 治疗效果差。患儿常有骨痛、骨折，可有骨骼畸形、侏儒等表现。由于肾结石和肾钙化，患儿可有血尿、尿痛等表现，易导致继发感染与梗阻性肾病。肾脏浓缩功能受损时，患儿还常有多饮、多尿、烦渴等症状。

4.辅助检查

（1）血液生化检查：①血浆 pH、HCO_3^- 或二氧化碳结合力降低；②血氯升高，血钾、血钠降低，血钙和血磷偏低，阴离子间隙正常；③血碱性磷酸酶升高。

（2）尿液检查：①尿比重低；②尿 pH＞5.5；③尿钠、钾、钙、磷增加；④尿铵显著减少。

（3）HCO_3^- 排泄分数＜5％。方法：从每天口服碳酸氢钠 2～10 mmol/kg 起，逐日增加剂量至酸中毒纠正，然后测定血和尿中 HCO_3^- 和肌酐，按下列分式计算：FE HCO_3^- ＝（尿 HCO_3^-／血 HCO_3^-）÷（尿肌酐/血肌酐）×100

（4）肾功能检查：早期为肾小管功能降低。待肾结石、肾钙化导致梗阻性肾病时，可出现肾小球滤过率下降，血肌酐和血尿素氮升高。

（5）X线检查：骨密度普遍降低和佝偻病表现，可见陈旧性骨折。腹部平片可见泌尿系统结石影和肾钙化。

（6）判别试验：对于不典型病例及不完全型肾小管酸中毒及判别机制类型，有赖于下列试验诊断方法。①尿 pH 及 NH_4Cl：负荷试验酸中毒时肾小管泌 H^+ 增加，尿 pH 下降。通常血 pH＜7.35 时，尿 pH 应＜5.5。NH_4Cl 负荷试验对明显酸中毒者不宜应用。当血 HCO_3^- 降至 20 mmol/L 以下时，尿 pH＞5.5，具有诊断价值。尿 pH＜5.5，则可排除本症。②尿可滴定酸和 NH_4^+ 的测定：Ⅰ型肾小管酸中毒者尿可滴定酸和尿 NH_4^+ 排出明显减少，但Ⅱ型肾小管酸中

毒尿 NH_4^+ 排出量正常，甚至代偿增加。此试验可估计Ⅰ型肾小管酸中毒酸化功能损害程度及鉴别Ⅰ型和Ⅱ型。③尿二氧化碳分压(U-PCO_2)测定：在碱性尿的条件下，远端肾小管泌 H^+ 增加，H_2CO_3 延迟脱水，是尿二氧化碳分压升高的主要原因，以尿二氧化碳分压作为判断完全性或不完全性Ⅰ型肾小管酸中毒的 H^+ 分泌缺陷。正常尿二氧化碳分压＞4.0 kPa(30 mmHg)，完全性或不完全性Ⅰ型肾小管酸中毒 H^+ 分泌缺陷者＜4.0 kPa(30 mmHg)。在本试验中应注意出现代谢性碱中毒，低血钾，水潴留等不良反应。

5.诊断与鉴别诊断

(1)诊断：根据以上典型临床表现，排除其他原因所致的代谢性酸中毒，尿 pH＞5.5 者，即可诊断Ⅰ型肾小管酸中毒，确定诊断应具有以下特点：①即使在严重酸中毒时，尿 pH 也不会低于 5.5；②有显著的钙、磷代谢紊乱及骨骼改变；③尿铵显著降低；④FE HCO_3^-＜5%；⑤氯化铵负荷试验阳性。对于不典型病例及不完全型肾小管酸中毒，诊断有赖于判别诊断试验。

(2)鉴别诊断：鉴别诊断主要是与各种原因所致的继发性Ⅰ型肾小管酸中毒相区别。

6.治疗

(1)纠正酸中毒：在儿童，即使Ⅰ型肾小管酸中毒，亦有 6%～15%的碳酸氢盐从肾脏丢失，故可给予 2.5～7 mmol/(kg·d)的碱性药物。常用口服碳酸氢钠或用复方枸橼酸溶液(含枸橼酸 140 g，枸橼酸钠 98 g，加水1 000 mL)，每毫升相当于 1 mmol 的碳酸氢钠盐。开始剂量 2～4 mmol/(kg·d)，最大可用至 14 mmol/(kg·d)，直至酸中毒纠正。

(2)纠正电解质紊乱：低钾血症可服 10%枸橼酸钾 0.5～1 mmol/(kg·d)，每天 3 次。不宜用氯化钾，以免加重高氯血症。

(3)肾性骨病的治疗：可用维生素 D、钙剂。维生素 D 剂量 5 000～10 000 U/d。但应注意：①从小剂量开始，缓慢增量；②监测血药浓度及血钙、尿钙浓度以及时调整剂量，防止高钙血症的发生。

(4)利尿剂的使用：噻嗪类利尿剂可减少尿钙排泄，促进钙回吸收，防止钙在肾内沉积。如氢氯噻嗪 1～3 mg/(kg·d)，分 3 次口服。

(5)其他：补充营养，保证入量，控制感染及原发疾病的治疗均为非常重要的措施。

7.预后

如早期发现，长期治疗，防止肾钙化及骨骼畸形的发生，预后良好，甚至可达正常的生长发育水平。有些患儿可自行缓解,但也有部分患儿可发展为慢性肾衰竭甚至死亡。

(二)近端肾小管酸中毒(Ⅱ型)

近端肾小管酸中毒是由于近端肾小管重吸收 HCO_3^- 功能障碍所致。

1.病因

Ⅱ型肾小管酸中毒病因亦可分为原发性和继发性。

(1)原发性:为常染色体隐性遗传,为编码近端肾小管上皮细胞 Na-HCO_3^- 共转运离子通道基因突变。

(2)继发性:可继发于重金属盐中毒、过期四环素中毒、甲状旁腺功能亢进、高球蛋白血症、半乳糖血症、胱氨酸尿症、Wilson 病、干燥综合征、髓质囊性病变、多发性骨髓瘤等。

2.发病机制

患儿肾小管 HCO_3^- 的阈值一般为 15～18 mmol/L,显著低于正常阈值(21～25 mmol/ L),故即使血液中 HCO_3^- 浓度低于 21 mmol/L,亦有大量的 HCO_3^- 从尿中丢失,此时患儿发生酸中毒而其尿液呈碱性。由于其远端肾小管泌 H^+ 功能正常,故当患儿 HCO_3^- 下降至 15～18 mmol/L 时,尿 HCO_3^- 丢失减少,尿液酸化正常,故尿 pH 可低于 5.5。补碱后尿中排出大量碳酸氢盐。远端肾小管 K^+-Na^+ 交换增多,可导致低钾血症。

3.临床表现

本型男性患儿稍多,与Ⅰ型肾小管酸中毒相比症状类似但较轻,特点如下。

(1)生长发育落后,但大多数无严重的骨骼畸形,肾结石、肾钙化少见。

(2)明显的低钾表现。

(3)高氯性代谢性酸中毒。

(4)可同时有其他近端肾小管功能障碍的表现。患儿常有多尿、脱水、烦渴症状。

(5)少数病例为不完全型,无明显代谢性酸中毒,但进一步发展可为完全型。

4.辅助检查

(1)血液生化检查。①血 pH、HCO_3^- 或二氧化碳结合力降低;②血氯显著升高,血钾显著降低,阴离子间隙可正常。

(2)尿液检查。①尿比重和渗透压降低;②当酸中毒加重,血 HCO_3^- <16 mmol/L时,尿 pH<5.5。

(3) HCO_3^- 排泄分数(FE HCO_3^-)>15%。

(4)判别试验氯化铵负荷试验尿 pH<5.5。

5.诊断

在临床上具有多饮、多尿,恶心呕吐和生长迟缓等表现,血液检查具有持续性低钾高氯性代谢性酸中毒特征者应考虑近端肾小管酸中毒,确定诊断应具有如下指征。

(1)当血 HCO_3^-<16 mmol/L 时,尿 pH<5.5。

(2)FE HCO_3^->15%。

(3)尿钙不高,临床无明显骨骼畸形、肾结石和肾钙化。

(4)氯化铵试验阴性。

6.鉴别诊断

当患儿伴有其他近端肾小管功能障碍时须注意与下列疾病相鉴别。

(1)原发性 Fanconi 综合征。

(2)胱氨酸尿。

(3)肝豆状核变性。

(4)毒物或药物中毒等引起的继发性肾小管酸中毒。

7.治疗

(1)纠正酸中毒:因儿童肾 HCO_3^- 阈值比成人低,故患儿尿中 HCO_3^- 丢失更多,治疗所需碱较Ⅰ型肾小管酸中毒为大,其剂量为 10~15 mmol/(kg·d)给予碳酸氢钠或复方枸橼酸溶液口服。也可使用 10%枸橼酸钠钾溶液,配方:枸橼酸钠 100 g,枸橼酸钾 100 g,加水至 1 000 mL,每毫升含 Na^+、K^+ 各1 mmol,含 HCO_3^- 2 mmol,每天 5~10 mL/(kg·d)。

(2)纠正低钾血症。

(3)重症者可予低钠饮食并加用氢氯噻嗪,可减少尿 HCO_3^- 排出,促进 HCO_3^- 重吸收。

8.预后

本型预后较好,多数患儿能随年龄增长而自行缓解。

(三)混合型或Ⅲ型肾小管酸中毒

混合型肾小管酸中毒指Ⅰ、Ⅱ型混合存在。有人认为此型为Ⅱ型肾小管酸中毒的一个亚型。尿中排出大量 HCO_3^-,尿可滴定酸及铵排出减少,即使在血浆 HCO_3^- 浓度正常时,尿 HCO_3^- 排出也>15%的滤过量。此型的临床症状一般较重。而所谓的Ⅲ型肾小管酸中毒是指Ⅰ型肾小管酸中毒伴有 HCO_3^- 丢失，与混合型肾小管酸中毒相似，有人认为是Ⅰ型的一个亚型。患儿有着Ⅰ、Ⅱ两型的临床表现。当血浆 HCO_3^- 正常时，尿 HCO_3^- 排泄分数在5%～10%，酸中毒时，排出量则更大。治疗与Ⅰ、Ⅱ型相同。

（四）高钾型肾小管酸中毒（Ⅳ型）

高钾型肾小管酸中毒是因肾脏分泌肾素功能不足，而致低肾素血症、低醛固酮血症及高钾血症。临床上以高氯性酸中毒及持续性高钾血症为主要特点，一般无糖尿、高氨基酸尿、高磷酸盐尿等其他近曲小管功能异常。此病常有不同程度的肾小球功能不全，并且与酸中毒的严重程度不成比例。尿酸化功能障碍与Ⅱ型肾小管酸中毒相似，但尿中 HCO_3^- 排泄分数<10%，常常仅有2%～3%。

1.病因

多认为是继发性，临床常见为慢性肾脏病及肾上腺疾病。

2.发病机制

本型多伴有醛固酮分泌低下，肾小管因醛固酮相对缺乏或对醛固酮失敏，不能潴 Na^+，不能排 K^+、Cl^- 与 H^+ 而引起高氯性酸中毒与高血钾。其发病机制尚未明确，可能的原因如下。

（1）肾素血管紧张素系统功能异常或被阻断。

（2）醛固酮的合成、释放、作用障碍。

（3）利尿剂如氨苯蝶啶引起 Na^+ 通透性异常。

（4）小管间质病变及 Na^+-K^+-ATP 酶的损害均可使肾小管发生转运障碍。

（5）细胞旁 Cl^- 通透性增加导致 Na^+ 转运分流。

（6）少数病例血醛固酮不低，是肾小管对醛固酮失敏。

（7）最近有人提出此型发病是由于肾远曲小管再吸收氯过多，而致体内 NaCl 增多，细胞外液扩张，血压增高，血肾素及醛固酮分泌低下，引起高血钾与酸中毒。

3.临床表现

本型在临床上以高氯性酸中毒及持续性高钾血症为主要表现，伴有不同程度的肾功能不全，但是高钾血症、酸中毒与肾小球滤过率的下降不成比例。尿可呈酸性（pH<5.5），尿 NH_4^+、K^+ 排出减少。

4.诊断

凡代谢性酸中毒伴持续高钾血症，不能以肾功能不全及其他原因解释时，应考虑本病。结合尿 HCO_3^- 排量增多，尿铵减少，血阴离子间隙正常及醛固酮低可诊断本病。

5.治疗

(1)纠正酸中毒：用碳酸氢钠 1.5～2.0 mmol/(kg·d)，同时有助于减轻高血钾。应限制钾盐摄入，口服阳离子交换树脂及袢利尿剂(如呋塞米、氢氯噻嗪)。同时袢利尿剂可刺激醛固酮的分泌。

(2)高血钾治疗：低肾素、低醛固酮患儿，可使用盐皮质激素，如 9-α-氟氢可的松，此药具有类醛固酮作用。

(3)盐皮质激素：近年发现多巴胺拮抗剂甲氧氯普胺能刺激醛固酮释放，可试用。

(4)刺激醛固酮分泌。

(5)限钠饮食：虽可刺激肾素和醛固酮释放，但常加重高钾性酸中毒，故应避免长期限钠饮食。

二、近端肾小管多发性功能障碍

近端肾小管多发性功能障碍也称 Fanconi 综合征，临床上较为少见，以多种肾小管功能紊乱为特征，小分子蛋白、氨基酸、葡萄糖、磷酸盐、碳酸氢盐等不能在近端肾小管重吸收而从尿中丢失，出现代谢性酸中毒、低磷血症、低钙血症、脱水、佝偻病、骨质疏松、生长过缓等表现。起病缓慢，且多于青壮年出现症状。

(一)病因和分类

本病可分为先天性或获得性、原发性或继发性、完全性或不完全性。幼儿大多为原发或者继发于遗传代谢性疾病，年长儿多继发于免疫性疾病、毒物或药物中毒，以及各种肾病。

(二)发病机制

本病发病机制尚未完全清楚，由于近端小管上皮细胞刷状缘缺失、细胞内回漏、基底侧细胞膜转运障碍、细胞紧密连接处反流入管腔增加等多种原因导致蛋白质、氨基酸、葡萄糖和电解质重吸收障碍，而相应出现代谢性酸中毒、低磷血症、低钙血症、脱水、佝偻病、骨质疏松、生长过缓等表现。

(三)临床表现

本病的临床表现取决于肾小管功能障碍的类型和程度。全氨基酸尿、糖尿，以及高磷酸盐尿导致低磷血症为本症的三大特征，不完全性近端肾小管多发性肾功能障碍只具备其中1～2项。

1.原发性近端肾小管多发性肾功能障碍

(1)婴儿型:①起病早,6～12个月发病;②常因烦渴、多饮、多尿、脱水、消瘦、呕吐、便秘、无力而就诊;③生长迟缓、发育障碍,出现抗维生素D佝偻病及营养不良、骨质疏松甚至骨折等表现;④肾性全氨基酸尿,但血浆氨基酸可正常;⑤低血钾,低血磷,碱性磷酸酶活性增高,高氯血症性代谢性酸中毒,尿糖微量或增多,血糖正常;⑥预后较差,可死于尿毒症或继发感染。

(2)幼儿型:2岁后发病,症状较婴儿型轻,以抗维生素D佝偻病及生长迟缓为最突出表现。

(3)成人型:10岁左右或更晚发病,多种肾小管功能障碍:如糖尿、全氨基酸尿、高磷酸盐尿、低血钾、高氯酸中毒,往往突出表现软骨病,晚期可出现肾衰竭。

2.继发性近端肾小管多发性肾功能障碍

除有上述表现外,还因与原发病不同而表现其相应特点。

(四)诊断与鉴别诊断

本病无特异诊断试验,根据生长迟缓、佝偻病、多尿及脱水、酸中毒、电解质紊乱相应的临床表现,血生化检查见低血钾、低血磷、低血钠、高血氯性酸中毒、尿糖阳性而血糖正常,全氨基酸尿、X线检查有骨质疏松、佝偻病表现均有助于诊断,注意询问家族史。应注意原发病的诊断,如胱氨酸储积病者,眼裂隙灯检查可见角膜有胱氨酸结晶沉着,骨髓或血白细胞中胱氨酸含量增加并见到胱氨酸结晶。由于多种类型近端肾小管多发性肾功能障碍可通过特异性治疗及对症处理取得良好疗效,因此病因诊断尤为重要。

(五)治疗

1.病因治疗

对已明确病因的继发性近端肾小管多发性肾功能障碍,可进行特异性治疗。可通过饮食疗法减少或避免有毒代谢产物积聚(半乳糖血症,遗传性果糖不耐受,酪氨酸血症Ⅰ型)或者促进蓄积的重金属排泄(Wilson病、药物或者重金属中毒)。对于由肾脏疾病或全身疾病引起的近端肾小管多发性肾功能障碍则相应针对原发病治疗。

2.对症治疗

(1)纠正酸中毒:根据肾小管受损的程度给予碱性药物,剂量2～10 mmol/(kg·d),可采用碳酸氢钠或枸橼酸钠钾合剂,全天剂量分4～5次口服，然后根据血中 HCO_3^- 浓度调整剂量，同时注意补钾。

(2)纠正低磷血症：口服中性磷酸盐以纠正低磷血症，剂量为 1～3 g/d，分 3～4 次服，不良反应有胃肠不适和腹泻。磷酸盐有可能加重低钙血症，诱发甲状旁腺功能亢进，可加钙剂和维生素 D 预防。中性磷酸盐配方：$Na_2HPO_4 \cdot 7H_2O$ 145 g，$NaH_2PO_4 \cdot H_2O$ 18.2 g，加水至 1 000 mL，每 100 mL 供磷 2 g。

3.其他

应补充血容量，防脱水，纠正低钾血症。对于低尿酸血症、氨基酸尿、糖尿及蛋白尿，目前尚缺乏有效的治疗方法。肾功能不全者，则酌情采用保守式肾脏替代治疗。

(六)预后

本病预后取决于原发病、脏器受累程度，以及治疗情况，严重者死于严重水、电解质紊乱及肾衰竭。

三、Bartter 综合征

Bartter 综合征是一种肾脏失钾性肾小管病，以低血钾性碱中毒、血浆肾素、血管紧张素和醛固酮增高而血压正常为特点。本病女性稍多于男性，5 岁以下小儿多见，低血钾症状突出，表现为多尿、烦渴、便秘、厌食和呕吐等。按照发病年龄，Bartter 综合征临床上可以分为先天型(婴儿型)、经典型和成人型。成人型 Bartter 综合征易与 Gitelman 综合征混淆，后者由噻嗪敏感的 Na/Cl 共转运离子通道基因突变所致，同样具备低血钾性碱中毒、血浆肾素和醛固酮增高而血压正常的特点，还伴有低镁血症和尿排钙减低。

(一)病因

已证实本病是常染色体隐性遗传病，由髓袢升支粗段或者远端肾小管上皮细胞的离子通道基因突变所引起的临床综合征，迄今已先后发现 5 种 Batter 综合征遗传基因突变。先天型(婴儿型)Batter 综合征中，发现呋塞米敏感的 $Na^+/K^+/2Cl^-$ 共同离子通道基因或肾脏外髓质的钾通道基因突变。在经典型 Bartter 综合征患儿中，发现氯通道*CLC-Kb* 基因突变。在有耳聋的先天型(婴儿型)Batter 综合征(高前列腺素 E 综合征伴耳聋)患儿中，存在编码 Barttin 的基因突变，氯通道*CLC-Ka* 基因和*CLC-Kb* 基因同时缺陷也可引起。

(二)发病机制

上述几种离子通道基因突变，导致 $Na^+/K^+/Cl^-$ 重吸收减少，引起排 K^+ 增多，低钾血症等临床表现。此外，肾脏前列腺素产生过多在本病发生中起重要作用。前列腺素 E_2 导致血管壁对血管紧张素Ⅱ反应低下，血管张力减低，肾脏灌注减少，刺激肾小球旁器代偿性增生肥大，使肾素、血管紧张素和醛固酮分泌增多，排 K^+ 增多，加重低血钾。由于血管对血管紧张素Ⅱ反应低下，故血压正常。

（三）病理

肾小球旁器的增生和肥大是 Bartter 综合征主要病理特点，此外，还可见膜增生性肾小球肾炎、间质性肾炎、肾钙化等病理学改变。肾小球旁器细胞可见到肾素合成增加的征象，电镜检查可见粗面内质网和高尔基复合体肥大，可能为肾素沉着，肾素合成增加。

（四）临床表现

本病临床表现复杂多样，以低钾血症状为主。儿童常见症状为烦渴多尿、乏力消瘦、抽搐、生长延缓。值得注意的是，有少数患儿没有症状，因其他原因就诊时发现。曾报告 2 例患儿有特殊面容，头大、前额突出、三角形脸、耳廓突出、大眼睛、口角下垂。

先天性 Bartter 综合征在胎儿期表现为孕母发生间歇性发作的多尿，孕 22～24 周出现羊水过多，需反复抽羊水，以阻止早产。

（五）辅助检查

大多数病例有显著低钾血症，一般在 2.5 mmol/L 以下，最低可至 1.5 mmol/L。代谢性碱中毒也常见，还可出现低钠或低氯血症，婴幼儿低氯血症和碱中毒最为严重，血氯可低至 62 mmol/L。血浆肾素、血管紧张素和醛固酮升高。低渗碱性尿，约 30％患儿有少量蛋白尿。血镁正常或稍低，尿镁正常，尿钙正常或者增加。

（六）诊断

本病诊断要点如下。

（1）低钾血症（1.5～2.5 mmol/L）。

（2）高尿钾（＞20 mmol/L）。

（3）代谢性碱中毒（血浆 HCO_3^- ＞30 mmol/L）。

（4）高肾素血症。

（5）高醛固酮血症。

（6）对外源性加压素不敏感。

（7）肾小球旁器增生。

(8)低氯血症。

(9)血压正常。

(七)鉴别诊断

临床上主要与引起低钾性碱中毒的疾病相鉴别。

1.原发性醛固酮增多症

可出现低血钾和高醛固酮血症,但有高血压和低肾素血症,对血管紧张素反应敏感。

2.假性醛固酮增多症

也呈低血钾性代谢性碱中毒,但有明显高血压,且肾素和醛固酮水平减低。

3.假性 Bartter 综合征

由滥用利尿剂、泻剂或长期腹泻引起,丢失钾和氯化物,出现低钾血症、高肾素血症和高醛固酮血症,但停用上述药物后症状好转。

4.Gitelman 综合征

同样具备低血钾性碱中毒、血浆肾素和醛固酮增高而血压正常的特点,还有持续性低镁血症,尿排镁增加、排钙减低。Gitelman 综合征基因检测可发现噻嗪敏感的 Na/Cl 共转运离子通道基因突变。

(八)治疗

没有根治方法,主要治疗是纠正低钾血症,防治并发症。包括口服氯化钾、保钾利尿剂、吲哚美辛、卡托普利等,有一定疗效。有持续低镁血症者,可以口服氧化镁纠正。上述药物可以联合应用,疗效好于单用 1 种药物。

(九)预后

婴儿期发病者,症状重,1/3 有智力障碍,可因脱水,电解质紊乱及感染而死亡。5 岁以后发病者,几乎都有生长迟缓,部分患儿呈进行性肾功能不全,甚至发展为急性肾衰竭。有报道 11 例死亡病例中,10 例年龄在 1 岁以下,多死于脱水,电解质紊乱或反复感染,年长儿及成人多死于慢性肾衰竭。

第三节 尿路感染

尿路感染是指病原体直接侵入尿路,在尿液中生长繁殖并侵犯尿路黏膜或组织而引起损伤。按病原体侵袭的部位不同,一般将其分为肾盂肾炎、膀胱炎、尿道炎。肾盂肾炎又称上尿路感染,膀胱炎和尿道炎合称下尿路感染。由于小儿时期感染局限在尿路某一部位者较少,且临床上又难以准确定位,故常不加区别统称为尿路感染。尿路感染患儿临床上可根据有无症状,分为症状性尿路感染和无症状性菌尿。尿路感染是小儿时期常见疾病之一,尿路感染是继慢性肾炎之后,引起儿童期慢性肾功能不全的主要原因之一。儿童期症状性尿路感染的年发病率在男孩为(1.7～3.8)/1 000 人,女孩为(3.1～7.1)/1 000 人,发病年龄多在 2～5 岁;无症状性菌尿则多见于学龄期女孩。无论在成人或儿童,女性尿路感染的发病率普遍高于男性,但在新生儿或婴幼儿早期,男性的发病率却高于女性。

无症状性菌尿也是儿童尿路感染的重要组成部分,它可见于所有年龄、性别的儿童中,甚至包括 3 个月以下的小婴儿,但以学龄期女孩更常见。

一、病因

任何致病菌均可引起尿路感染,但绝大多数为革兰氏阴性杆菌,如大肠埃希菌、副大肠埃希菌、变形杆菌、克雷伯菌、铜绿假单胞菌,少数为肠球菌和葡萄球菌。大肠埃希菌是尿路感染中最常见的致病菌,占 60%～80%。初次患尿路感染的新生儿、所有年龄的女孩和 1 岁以下的男孩,主要的致病菌仍是大肠埃希菌,而在 1 岁以上男孩主要致病菌多是变形杆菌。对于 10～16 岁的女孩,白色葡萄球菌亦常见;至于克雷伯菌和肠球菌,则多见于新生儿尿路感染。

二、发病机制

细菌引起尿路感染的发病机制是错综复杂的,其发生是个体因素与细菌致病性相互作用的结果。

(一)感染途径

1.血源性感染

现已证实,经血源途径侵袭尿路的致病菌主要是金黄色葡萄球菌。

2.上行性感染

致病菌从尿道口上行并进入膀胱,引起膀胱炎,膀胱内的致病菌再经输尿管移行至肾脏,引起肾盂肾炎,这是尿路感染最主要的途径。引起上行性感染的致病菌主要是大肠埃希菌,其次是变形杆菌或其他肠杆菌。膀胱输尿管反流是细菌上行性感染的重要原因。

3.淋巴感染和直接蔓延

结肠内的细菌和盆腔感染可通过淋巴管感染肾脏,肾脏周围邻近器官和组织的感染也可直接蔓延。

(二)个体因素

(1)婴幼儿输尿管长而弯曲,管壁肌肉和弹力纤维发育不良,蠕动力差,容易扩张或受压及扭曲而导致梗阻,易发生尿流不畅或尿潴留而诱发感染。

(2)尿道菌种的改变及尿液性状的变化为致病菌入侵和繁殖创造了条件。

(3)细菌在尿路上皮细胞黏附是其在泌尿系统增殖引起尿路感染的先决条件。

(4)某些患儿尿分泌型免疫球蛋白 A 的产生缺陷。

(5)先天性或获得性尿路畸形,增加尿路感染的危险性。

(6)新生儿和小婴儿易患尿路感染是因为其机体抗菌能力差。婴儿使用尿布,尿道口常受细菌污染,且局部防卫能力差,易致上行感染。

(7)糖尿病、高钙血症、高血压、慢性肾脏疾病、镰刀状贫血及长期使用糖皮质激素或免疫抑制剂的患儿,其尿路感染的发病率可增高。

(8)*ACE* 基因多态性:*DD* 基因型患儿是肾瘢痕发生的高危人群,其发生机制与*ACE* 活性增高致使血管紧张素Ⅰ向血管紧张素Ⅱ转化增多有关。后者通过引发局部血管收缩、刺激 TGF-β 产生和胶原合成导致间质纤维化和肾小球硬化。

(9)细胞因子:急性肾盂肾炎患儿尿中 IL-1、IL-6 和 IL-8 增高,且 IL-6 水平与肾瘢痕的严重程度呈正相关。

(三)细菌毒力

除了以上个体因素所起的作用外,对没有泌尿系统结构异常的尿路感染儿童,感染细菌的毒力是决定其能否引起尿路感染的主要因素。

三、临床表现

(一)急性尿路感染

急性尿路感染的临床症状随着患儿年龄组的不同存在着较大差异。

1.新生儿

新生儿临床症状极不典型,多以全身症状为主,如发热或体温不升,苍白、吃奶差、呕吐、腹泻、黄疸等症状较多见,部分患儿可有嗜睡、烦躁甚至惊厥等神经系统症状。新生儿尿路感染常伴有败血症，但尿路刺激症状多不明显，30%的患儿血和尿培养出的致病菌一致。

2.婴幼儿

婴幼儿尿路感染的临床症状常不典型，常以发热最突出。此外，拒食、呕吐、腹泻等全身症状也较明显。有时也可出现黄疸和神经系统症状如精神萎靡、昏睡、激惹甚至惊厥。在3个月龄以上的儿童可出现尿频、排尿困难、血尿、脓血尿、尿液混浊等表现。细心观察可发现排尿时哭闹不安、尿布有臭味和顽固性尿布疹等。

3.年长儿

以发热、寒战、腹痛等全身症状突出，常伴有腰痛和肾区叩击痛，肋脊角压痛等。同时尿路刺激症状明显，患儿可出现尿频、尿急、尿痛、尿液浑浊，偶见肉眼血尿。

(二)慢性尿路感染

是指病程迁延或反复发作持续1年以上者。常伴有贫血、消瘦、生长迟缓、高血压或肾功能不全。

(三)无症状性菌尿

在常规的尿过筛检查中，可以发现健康儿童存在着有意义的菌尿，但无任何尿路感染症状。这种现象可见于各年龄组，在儿童中以学龄女孩常见。无症状性菌尿患儿常同时伴有尿路畸形和既往症状尿路感染史。病原体多数是大肠埃希菌。

四、辅助检查

(一)尿常规检查及尿细胞计数

1.尿常规检查

如清洁中段尿离心沉渣中白细胞计数>10个/HPF，即可怀疑为尿路感染；血尿也很常见。肾盂肾炎患儿有中等蛋白尿、白细胞管型尿及晨尿的比重和渗透压减低。

2.尿白细胞排泄率测定

白细胞计数$>30\times10^4/h$为阳性，可怀疑尿路感染；$<20\times10^4/h$为阴性，可排除尿路感染；白细胞计数$(20\sim30)\times10^4/h$为可疑。

(二)尿培养细菌学检查、尿细菌培养及菌落计数

尿培养细菌学检查是诊断尿路感染的主要依据。通常认为中段尿培养菌落

数≥10^5/mL 可确诊。10^4～10^5/mL 为可疑，＜10^4/mL 为污染。应结合患儿性别、有无症状、细菌种类及繁殖力综合分析评价临床意义。由于粪链球菌 1 个链含有 32 个细菌，一般认为菌落数在 10^3～10^4/mL 间即可诊断。通过耻骨上膀胱穿刺获取的尿培养，只要发现有细菌生长，即有诊断意义。至于伴有严重尿路刺激症状的女孩，如果尿中有较多白细胞，中段尿细菌定量培养≥10^2/mL，且致病菌为大肠埃希菌类或腐物寄生球菌等，也可诊断为尿路感染，临床高度怀疑尿路感染而尿普通细菌培养阴性的，应做 L-型细菌和厌氧菌培养。

(三)尿液直接涂片法

油镜下找细菌，如每个视野都能找到 1 个细菌，表明尿内细菌数＞10^5/mL。

(四)亚硝酸盐试纸条试验和尿白细胞酯酶检测

大肠埃希菌、副大肠埃希菌和克雷伯菌试纸条亚硝酸盐试验呈阳性，产气杆菌、变形杆菌、铜绿假单胞菌和葡萄球菌亚硝酸盐试验呈弱阳性，而粪链球菌、结核菌为阴性。

(五)影像学检查

常用的影像学检查有 B 超检查、静脉肾盂造影加断层摄片(检查肾瘢痕形成)、排泄性膀胱尿路造影、动态、静态肾核素造影、CT 扫描等。核素肾静态扫描是诊断急性肾盂肾炎的“金标准”。发生急性肾盂肾炎时，由于肾实质局部缺血及肾小管功能障碍致对显像剂摄取减少。典型表现呈肾单个或多个局灶放射性减低或缺损，也可呈弥漫的放射性稀疏伴外形肿大。其诊断该病的敏感性与特异性分别为 96%和 98%。推荐在急性感染后 3 个月行核素肾静态扫描以评估肾瘢痕。

五、诊断与鉴别诊断

(一)诊断

尿路感染的诊断年长儿症状与成人相似，尿路刺激症状明显，常为就诊的主诉。如能结合实验室检查，可立即得以确诊。但对于婴幼儿、特别是新生儿，由于排尿刺激症状不明显或缺如，而常以全身表现较为突出，易致漏诊。故对病因不明的发热患儿都应反复作尿液检查，争取在用抗生素治疗之前进行尿培养，菌落计数和药物敏感试验；凡具有真性菌尿者，即清洁中段尿定量培养菌落数≥10^5/mL，或耻骨上膀胱穿刺尿定性培养有细菌生长，即可确立诊断。

完整的尿路感染的诊断除了评定泌尿系统被细菌感染外，还应包括以下内容：①本次感染是初染、复发或再感。②确定致病菌的类型并做药物敏感试验。③有无尿路畸形如膀胱输尿管反流、尿路梗阻等，如有膀胱输尿管反流，还要进一步了解反流的严重程度和有无肾脏瘢痕形成。④感染的定位诊断，即是上尿路感染还是下尿路感染。

（二）鉴别诊断

尿路感染需与肾小球肾炎、肾结核及急性尿道综合征鉴别。急性尿道综合征的临床表现为尿频、尿急、尿痛、排尿困难等尿路刺激症状，但清洁中段尿培养无细菌生长或为无意义性菌尿。

六、治疗

治疗目的是控制症状，根除病原体，去除诱发因素，预测和防止再发。

（一）一般处理

（1）急性期需卧床休息，鼓励患儿多饮水以增加尿量，女孩还应注意外阴部的清洁卫生。

（2）鼓励患儿进食，供给足够的热量、丰富的蛋白质和维生素，以增强机体的抵抗力。

（3）对症治疗，对高热、头痛、腰痛的患儿给予解热镇痛剂缓解症状。对尿路刺激症状明显者，可用阿托品、山莨菪碱等抗胆碱药物治疗或口服碳酸氢钠碱化尿液，减轻尿路刺激症状。有便秘者改善便秘。

（二）抗菌药物治疗

1.上尿路感染/急性肾盂肾炎的治疗

（1）＜3 个月婴儿：静脉敏感抗生素治疗 10～14 天。

（2）＞3 个月婴儿：口服敏感抗生素 7～14 天（若没有药物敏感试验结果，推荐使用头孢菌素，氨苄西林/棒酸盐复合物）；可先静脉治疗 2 天后改用口服抗生素治疗，总疗程 7～14 天。

（3）在抗生素治疗 48 小时后需评估治疗效果，包括临床症状、尿检指标等。若抗生素治疗 48 小时后未能达到预期的治疗效果，需重新留取尿液进行尿培养细菌学检查。

2.下尿路感染/膀胱炎的治疗

（1）口服抗生素治疗 7～14 天（标准疗程）。

（2）口服抗生素治疗 2～4 天（短疗程）：短疗程（2～4 天）口服抗生素治疗和

标准疗程(7～14 天)口服抗生素治疗相比,两组在临床症状持续时间、菌尿持续时间、尿路感染复发、药物依从性和耐药发生率方面均无明显差别。

(3)在抗生素治疗 48 小时后也需评估治疗效果。

3.无症状菌尿的治疗

单纯无症状菌尿一般无须治疗。但若合并尿路梗阻、膀胱输尿管反流或其他尿路畸形存在,或既往感染使肾脏留有陈旧性瘢痕者,则应积极选用上述抗菌药物治疗。疗程 7～14 天,继之给予小剂量抗菌药物预防,直至尿路畸形被矫治为止。

4.复发性尿路感染的治疗

复发性尿路感染的诊断包括以下 3 点:①尿路感染发作 2 次及以上且均为急性肾盂肾炎;②1 次急性肾盂肾炎且伴有 1 次及以上的下尿路感染;③3 次及以上的下尿路感染。

复发性尿路感染者在进行尿细菌培养后应选用 2 种抗菌药物治疗,疗程 10～14 天为宜,然后需考虑使用预防性抗生素治疗以防复发。预防用药期间,选择敏感抗生素治疗剂量的 1/3 睡前顿服,首选呋喃妥因或磺胺甲基异恶唑。若小婴儿服用呋喃妥因出现消化道副反应严重者,可选择阿莫西林-克拉维酸钾或头孢克洛类药物口服。如果患儿在接受预防性抗生素治疗期间出现了尿路感染,需换用其他抗生素而非增加原抗生素的剂量。

(三)积极矫治尿路畸形

小儿尿路感染约半数可伴有各种诱因,特别在慢性或反复复发的患儿,多同时伴有尿路畸形。其中以膀胱输尿管反流最常见,其次是尿路梗阻和膀胱憩室。一经证实,应及时予以矫治。否则,尿路感染难被控制。

(四)尿路感染的局部治疗

常采用膀胱内药液灌注治疗,主要治疗顽固性慢性膀胱炎经全身给药治疗无效者。灌注的药液可根据致病菌特性或药物敏感试验结果选择。

七、预后

急性尿路感染经合理抗菌治疗,多数于数日内症状消失、治愈,但有近 50% 的患儿可复发。复发病例多伴有尿路畸形,其中以膀胱输尿管反流最常见,而膀胱输尿管反流与肾瘢痕关系密切,肾瘢痕的形成是影响儿童尿路感染预后的最重要因素。由于肾瘢痕在学龄期儿童最易形成,10 岁后进展不明显。一旦肾瘢痕引起的高血压不能被有效控制,则最终发展至慢性肾衰竭。

八、预防

尿路感染是可以预防的，可从以下几方面入手。

(1)注意个人卫生，勤洗外阴以防止细菌入侵。

(2)及时发现和处理男孩包茎、女孩处女膜伞、蛲虫感染等。

(3)及时矫治尿路畸形，防止尿路梗阻和肾瘢痕形成。

第四节　溶血尿毒综合征

溶血尿毒综合征是一种以微血管性溶血性贫血、尿毒症和血小板减少三联征为主要临床特点的综合征。婴幼儿和儿童多见。少数地区呈流行，国内以春季及初夏为高峰。

一、病因

病因不明，可能与下列因素有关。

(一)腹泻后溶血尿毒综合征

90%为产志贺毒素或志贺样毒素细菌感染，又称典型溶血尿毒综合征。其中以 O157∶H7 出血性大肠埃希菌感染为主，次为 O26、O111、O103、O145 等。

(二)无腹泻溶血尿毒综合征

又称非典型溶血尿毒综合征，占 10%。其相关因素有补体调节蛋白缺陷、细菌或病毒的感染、药物(如环孢素、避孕药、肿瘤化疗药物等)，以及其他疾病，如系统性红斑狼疮、肿瘤、器官移植等。

二、发病机制

各种原因造成的内皮细胞损伤是导致溶血尿毒综合征的主要原因。遗传性补体调节蛋白缺陷导致补体活化失控，继而损伤内皮细胞，启动血小板性微血栓的形成。

出血性大肠埃希菌感染产生志贺样毒素 Stx1 和志贺样毒素 Stx2，特别是志贺样毒素 Stx2 是引起内皮细胞损伤的主要原因，其他如病毒及细菌的神经氨基酶、循环抗体、药物等均可引起内皮损伤，胶原暴露激活血小板黏附及凝聚，红细胞通过沉积纤维素网使之机械性被破坏溶血。血小板及内皮细胞中 von Willebrand 因子在细胞损伤后释放，加速血小板的黏附及凝聚。血管内皮损伤尚可使抗血小板凝聚的前列环素合成减少，而血小板凝集后释放出的促血小板凝聚血栓素 A2 与前列环素作用相反，可使血管收缩，这些因素均促进血栓形成，导致溶血性贫血及血小板减少。导致肾小球滤过面积减少和滤过率下降及急性肾衰竭。

三、病理

主要病变在肾脏。光镜检查见肾小球毛细血管壁增厚、管腔狭窄、血栓及充血。肾小球基膜分裂，系膜增生，偶见新月体形成。急性期小动脉的损伤可表现为血栓形成及纤维素样坏死。随着治愈可见内膜纤维增生闭塞、中层纤维化，与高血压血管病变相似。可有轻至重度小管间质病变。

免疫荧光检查可见肾小球毛细血管内及血管壁有纤维蛋白原、凝血Ⅷ因子及血小板膜抗原沉积。也可见免疫球蛋白 M 及 C_3 沉积。

电镜检查显示内皮细胞增生、肿胀、内皮下间隙形成，毛细血管壁增厚、管腔狭窄，管腔内可见红细胞碎片或皱缩红细胞。偶有系膜插入而致肾小球基膜分裂。

上述变化可为局灶性，严重病例可见广泛的肾小球及血管血栓形成伴双侧皮质坏死。这些病变也可见于成人的溶血尿毒综合征及血栓性血小板减少性紫癜。故不少学者认为溶血尿毒综合征与血栓性血小板减少性紫癜是同一疾病的不同表现。

四、临床表现

(一)前驱症状

大部分患儿有前驱症状，主要是腹泻、呕吐、腹痛等胃肠炎表现，伴中度发热。腹泻可为严重血便。

(二)溶血性贫血

多在前驱期后数日或数周突然发病，以溶血性贫血为突出表现。患儿突然出现面色苍白、黄疸、头昏乏力、血尿等症状，严重可出现贫血性心力衰竭及水肿、肝脾大。

(三)急性肾衰竭

贫血的同时少尿或无尿，水肿，血压增高，出现尿毒症、水电解质紊乱和酸中毒。

(四)出血

黑便、呕血及皮肤黏膜出血。

(五)其他

尚可有中枢神经系统症状,如头痛、嗜睡、性格异常、抽搐、昏迷、共济失调等。

五、实验室检查

(一)血常规

血红蛋白明显下降,网织红细胞计数显著增高,血小板数减少,白细胞计数大多增高。

(二)尿常规

不同程度的血尿,严重溶血者有血红蛋白尿,尿中可见白细胞及管型。

(三)生化改变

血清总胆红素增高,以间接胆红素升高为主,血浆乳酸脱氢酶升高。少尿期血尿素氮、肌酐增高,血钾增高等电解质紊乱及代谢性酸中毒,血尿酸增高。

(四)骨髓检查

见巨核细胞数目增多、形态正常。

(五)凝血与纤溶检查

早期纤维蛋白原稍降低、纤维蛋白降解产物增加,凝血酶原时间延长,数天内恢复正常,后期纤维蛋白原略升高。

(六)血清补体

通常 C_3 水平下降,如系补体缺陷所致还可发现血清 H 因子、I 因子水平明显减低。

(七)肾组织活检

肾组织活检是确诊的依据,并可据此估计预后,肾活检表现为肾脏微血管病变、微血管栓塞。有人主张在急性期过后病情缓解时进行,因为急性期有血小板减少和出血倾向。

六、诊断与鉴别诊断

1.诊断

突然出现溶血性贫血、血小板减少及急性肾衰竭表现患儿应考虑本病,确诊需行肾活检。

2.鉴别诊断

本症与血栓性血小板减少性紫癜、免疫性溶血性贫血、特发性血小板减少症、败血症、阵发性睡眠性血红蛋白尿、急性肾小球肾炎、急性肾衰竭等疾病相鉴别。

七、治疗

（一）一般治疗

包括抗感染、补充营养、维持水及电解质平衡等。

（二）急性肾衰竭的治疗

提倡尽早进行透析治疗。

（三）血浆疗法

1.输注新鲜冻血浆

主要是补充补体调节蛋白和前列环素，首次输注 30～40 mL/kg，以后每次 15～20 mL/kg，直到溶血停止、血小板数升至正常。由肺炎链球菌所致的溶血尿毒综合征患儿禁输血浆。

2.血浆置换

去除血浆中相关抗体和炎性因子，补充补体调节蛋白。

（四）抗 C_5 单克隆抗体

可以阻断补体活化，对补体调节蛋白缺陷所致的溶血尿毒综合征有很好的疗效。

（五）其他

如激素、抗凝剂等，疗效不肯定。

八、预后

婴幼儿预后好；男性较女性预后好；流行型较散发型为好；肾损害重者预后差；伴中枢神经系统受累者预后差；反复发作者及有家族倾向者预后差；高血压和大量蛋白尿，以及白细胞计数＞20.0×10^9者预后不佳。近几年该病的病死率明显下降，缘于早期诊断和及早进行血液净化治疗。

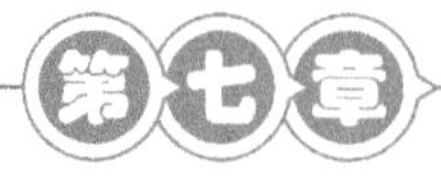

病例分析

第一节　新生儿缺血缺氧性脑病

一、病历摘要

患儿，日龄6小时，因“生后反应差6小时，抽搐1次”就诊。

现病史：患儿出生时无自主呼吸，全身发绀，心率60次/分，肌张力弱，产房内予气管插管，胸外心脏按压，复苏囊正压通气抢救后患儿呼吸、心率恢复，肤色好转，但反应仍差，转当地医院儿科治疗。

既往史：患儿为孕37周剖宫产娩出，出生时羊水Ⅱ度污染，Apgar评分1—5—10分钟分别为2—5—8分，出生体重3.3 kg。患儿于入院前3小时(生后3小时)抽搐1次，表现为双眼凝视，四肢强直，口唇发绀，当地医院予“苯巴比妥钠50 mg静脉滴注”后患儿抽搐停止，转入我院治疗。病程中患儿精神差，无发热、呕吐，出生后已排胎便，已解初尿。母亲孕期合并“妊娠期肝内胆汁淤积综合征”，口服“熊去氧胆酸”治疗。否认家族遗传病史，母亲否认既往不明原因死胎、死产史。

入院查体：体温36.0 ℃，呼吸45次/分，脉搏110次/分，血压7.5/4.0 kPa (56/30 mmHg)，体重3.25 kg，身长51 cm，头围34 cm。反应差，激惹，哭声单一，皮肤巩膜无黄染，皮肤无苍白发花、皮疹及出血点，前臂毛细血管再充盈时间2秒。前囟平，张力稍高，头颅无血肿。双肺呼吸音清，未闻及啰音。心音低钝，心律齐，未闻及杂音。腹软，未见肠形和肠蠕动波，未扪及包块，肝肋下1 cm，脾未触及。脐带未脱落，脐轮无红肿，脐窝无分泌物。四肢肌张力增高，握持、牵拉、吸吮、拥抱反射减弱，觅食反射消失。

辅助检查。①血常规：白细胞计数23.4×10^9/L，中性粒细胞计数0.725，血红蛋白190 g/L，血小板计数212×10^9/L，C反应蛋白<1 mg/L。②微量血气血

生化：pH 7.25，PCO_2 5.3 kPa(39.6 mmHg)，PO_2 10.7 kPa(80 mmHg)，血红蛋白 180 g/dL，血氧饱和度 98%，空腹血糖 2.8 mmol/L，血 K^+ 5.0 mmol/L，血 Na^+ 135 mmol/L，血 Cl^- 94 mmol/L，血 Ca^{2+} 1.01 mmol/L，BE^- 9.5 mmol/L。③头颅 B 超：未见明显异常。

入院诊断：新生儿缺血缺氧性脑病。

诊疗经过：维持良好的通气、换气功能，使血气和 pH 保持在正常范围；维持周身和各脏器足够的血液灌流，使心率和血压保持正常范围；维持血糖在正常高值(5.0 mmol/L)，以保证神经细胞代谢所需。

二、病例分析

该患儿产前有宫内窘迫史，母亲合并"妊娠期肝内胆汁淤积综合征"，出生时有新生儿复苏史，患儿出生后出现反应差、惊厥，血常规检查白细胞、中性粒细胞计数及 C 反应蛋白正常，不支持细菌感染性疾病。电解质、血糖未见明显异常，除外代谢紊乱所致新生儿惊厥。血氨未见异常，遗传代谢性疾病所致惊厥可能性小。头颅 B 超提示脑水肿，脑功能监测提示异常，符合新生儿缺血缺氧性脑病的诊断标准。

第二节　新生儿呼吸窘迫综合征

一、病历摘要

患儿，32 周，因"出生后 1 小时呼吸困难"入院。

现病史：患儿为胎龄 32 周早产儿，出生后不久(出生后 1 小时左右)出现呼吸困难，表现为呼吸急促、呻吟，并且进行性加重，现为求进一步诊疗，急诊以"脑出血"收入院。

既往史：家族史无特殊。

入院查体：体温 36.1 ℃，呼吸 65 次/分，脉搏 155 次/分，体重 1 520 g，神志清，状态反应差，前囟平软，呼吸急促，可见鼻翕，三凹征阳性，口周发绀，胸廓对称扁平，双肺听诊呼吸音清，未闻及干湿啰音，心音有力，未闻及杂音，腹平软，肝右肋下 1.0 cm，质软，脾左肋下未及，肠鸣音正常，脐带未脱落，结扎完好，四肢无水肿及硬肿，四肢肌张力略减低，吸吮反射可引出，拥抱反射不能引出。

辅助检查:胸部X线检查双肺透过度普遍性降低,呈毛玻璃样改变。

入院诊断:新生儿呼吸窘迫综合征。

诊疗经过:立即气管插管机械通气,并应用肺表面活性物质替代疗法。维持水、电解质平衡,保证充足的营养供给,同时密切监测病情变化。

二、病例分析

患儿为早产儿,胎龄32周;出生后不久出现呼吸困难,后逐渐加重,表现为呼吸急促、呻吟;体格检查:呼吸急促,呼吸65次/分,可见鼻翕,三凹征阳性,胸廓扁平,口周发绀;通过查体可以发现患儿存在呼吸窘迫,完善血气分析、胸片、血常规等检查;X线片:双肺呈普遍性透过度降低,毛玻璃样改变,血白细胞计数、C反应蛋白正常,不支持细菌感染因素。结合病史及查体,可确诊新生儿呼吸窘迫综合征。

第三节 胃 炎

一、病历摘要

患儿,5岁,男,因"反复腹痛、厌食6个月"来就诊。

现病史:患儿近6个月前无明显诱因下出现腹痛,为阵发性脐周痛、不剧烈、无向肩背部放射,每次持续数分钟可自行缓解,无明显时间规律性,进食后腹痛加重,无夜间痛醒,伴厌食,间有恶心、呕吐,无嗳气、反酸,无头痛、头晕,起病以来精神可,食欲减退,大小便正常,体重减轻1 kg。否认暴饮暴食及食用不洁食物史。平素喜喝冷饮,无血便、呕血。

既往史:患儿既往体键,否认食物药物过敏史,按计划预防接种,家族史无特殊。

入院查体:体温36.7 ℃,呼吸24次/分,脉搏92次/分,血压11.7/8.0 kPa(88/60 mmHg),体重20 kg。发育正常,营养中等,神志清,精神反应可,呼吸平顺,面色红润,全身皮肤无黄染、皮疹及出血点,浅表淋巴结未触及肿大。咽无充血,双肺呼吸音清,未闻及干湿性啰音,心律齐,心音有力,未闻及杂音。腹软,未见肠型及蠕动波,无腹壁静脉曲张,中上腹压痛,无反跳痛及肌紧张,未扪及包块,肝脾肋下未及,肠鸣音4次/分。四肢关节无肿痛,指端暖,神经系统检查未见异常。

辅助检查。①血常规：白细胞计数 7.2×10^9/L，中性粒细胞计数 0.50，血红蛋白 123 g/L，血小板计数 305×10^9/L，C 反应蛋白＜8 mg/L，B 型血，RhD（＋）。②大便常规：白细胞（－），红细胞（－），大便潜血（－）。③尿常规：未见异常。④腹部 B 超：肝、胆、脾、胰腺及双肾 B 超未见异常，未见明确异常形态肠袢，未见同心圆征象。⑤胃镜检查：食道黏膜光滑，胃体、胃底、胃角黏膜光滑，胃窦黏膜花斑样充血水肿，十二指肠球部、降部未见异常。胃窦黏膜快速尿素酶实验（－）。⑥胃窦黏膜病理检查：胃窦黏膜中度慢性炎症。⑦^{13}C 呼气试验（－）。

入院诊断：胃炎。

诊疗经过。①饮食治疗：养成良好的饮食习惯和生活规律，避免食用刺激性饮食和对胃黏膜有损害的药物；可食用营养丰富易消化的食物，如牛奶、鸡蛋等。②药物治疗：抑制胃酸，如西咪替丁、质子泵抑制剂（奥美拉唑）；黏膜保护剂（L－谷氨酰胺呱仑酸钠颗粒）；促胃动力药（多潘立酮）。

二、病例分析

本患儿为学龄前期儿童，缓慢起病，病史长，以腹痛为主要表现，并有厌食、恶心、呕吐等消化不良症状。查体可见患儿体温正常，无感染征象，生命体征平稳，无失血表现。有中上腹压痛，结合年龄及合并恶心、呕吐、厌食等消化不良病史，喜冷饮，可考虑慢性胃炎可能。血常规检查显示血色素正常，排除贫血；血白细胞、中性粒细胞计数和 C 反应蛋白正常，不支持细菌感染；^{13}C 呼气试验检查明确无幽门螺杆菌感染；腹部 B 超结果排除肝、胆、胰腺疾病、外科急腹症（如肠套叠）等疾病。结合胃镜检查，慢性胃炎诊断明确。

第四节 轮状病毒性肠炎

一、病历摘要

患儿，1 岁，因“排水样便 2 天，呕吐 1 天”入院。

现病史：患儿于入院前 2 天无明显诱因出现呕吐，呕吐物为胃内容物，5～6 次/天，非喷射状，无咖啡渣样物，排水样便，15～20 次/天，量多，无黏液脓血；今天无呕吐，仍排水样便，15～20 次/天，患儿精神倦怠，近 6 小时未排小便。无发热、哭闹不安等。门诊以“腹泻病”收入院。

既往史：患儿既往体健，否认特殊疾病及特殊用药史，按计划预防接种。家族史无特殊。

入院查体：体温 36.5 ℃，呼吸 26 次/分，脉搏 140 次/分，血压 9.3/5.3 kPa (70/40 mmHg)，体重 10 kg，精神倦怠，表情淡漠，口唇干，皮肤弹性消失。前囟凹陷，眼窝凹陷。双肺呼吸音清，未闻及啰音。心音有力，心律齐，未闻及杂音。腹软不胀，未见肠形和肠蠕动波，未扪及包块，肝肋下 1 cm，质软，脾未触及，肠鸣音 4～6 次/分。四肢湿冷。

辅助检查。①血常规：白细胞计数 10×10^9/L，中性粒细胞计数 0.4，血红蛋白 120 g/L，血小板计数 412×10^9/L；C 反应蛋白<8 mg/L。②血气、电解质：pH 7.25，PCO_2 4.0 kPa(30 mmHg)，PO_2 10.4 kPa(78 mmHg)，SO_2 97.1%，K^+ 4.0 mmol/L，Na^+ 138 mmol/L，Cl^- 90 mmol/L，HCO^- 310 mmol/L，BE 15 mmol/L。③肝肾功能：谷丙转氨酶 35 U/L，谷草转氨酶 50 U/L，肌酸激酶同工酶 80 U/L，血尿素氮 1.2 mmol/L，肌酐 23 μmol/L。④大便常规：白细胞(－)，红细胞(－)。大便轮状病毒检测阳性。大便腺病毒检测阴性。⑤腹部B 超：未见明显异常。

入院诊断：轮状病毒性肠炎；重度脱水；失代偿性代谢性酸中毒。

诊疗经过：入院后立即予扩容治疗，2∶1 等张含钠液 200 mL 30 分钟内快速输入。给予低渗口服补盐液 750 mL，4 小时内服完；葡萄糖酸锌片 10 mg，每天 2 次；蒙脱石散每天 3 g，分 3 次服用。

二、病例分析

通过上述体检发现患儿有心率快、眼窝凹陷、皮肤弹性消失，考虑重度脱水；结合患儿有血压下降，四肢湿冷，考虑休克；患儿血常规的特点为白细胞总数及中性粒细胞比例正常，提示患儿可能是病毒感染；血气电解质的特点为 pH 降低，动脉血二氧化碳分压、HCO_3^-、BE 均减低，血钠正常，提示代谢性酸中毒。结合患儿体征及实验检查结果分析，可确诊为：①轮状病毒性肠炎；②重度脱水；③失代偿性代谢性酸中毒。

第五节 支气管哮喘

一、病历摘要

患儿,6 岁 7 个月,男,因“间断发作性喘息、气促 6 个月,加重 1 天”就诊。

现病史:患儿于就诊前 6 个月内有 3 次出现发作性喘息、气促,症状均于夜间出现,且发病当日日间均有活动量加剧。发作时伴咳嗽,无发热、腹胀、反酸、嗳气等症状。每次发作时家长自行给患儿吸入布地奈德气雾剂,同时限制患儿日常运动,症状持续 1～2 周缓解遂停药。症状发作间期患儿日常活动正常。就诊前 1 天日间运动量加大,夜间再发喘息。家长自行给患儿吸入布地奈德气雾剂后症状仍无缓解,遂来门诊就诊。

既往史:患儿既往体健,否认家族哮喘史及其他过敏性疾病史,否认异物吸入史及结核接触史,按计划预防接种,家族史无特殊。

入院查体:体温 36.5 ℃,呼吸 24 次/分,脉搏 118 次/分,血压 12.0/10.7 kPa(90/60 mmHg)。发育营养正常,神志清楚,精神反应可。全身皮肤未见皮疹,咽部无充血,呼吸略促,无发绀,轻度三凹征,胸廓对称,双侧呼吸运动一致,双肺叩呈过清音,听诊闻及广泛呼气相哮鸣音,心音有力,律齐,各瓣膜区未闻及杂音,腹部、四肢、神经系统查体未见异常,无杵状指(趾)。

辅助检查。①肺功能及支气管舒张试验:应用用力呼气流量容积曲线进行肺功能测定,第一秒用力呼气容积占预计值的 69.7%、呼气峰流速占预计值的 58.5%、中期呼气流速占预计值的 30.2%、用力肺活量占预计值的 78.6%、第一秒用力呼气容积/用力肺活量为 75%,结果提示混合型通气功能障碍,以阻塞性气流受限为著。雾化吸入 0.5%沙丁胺醇 0.5 mL,15 分钟后,听诊肺部哮鸣音消失,第一秒用力呼气容积占预计值的 98.8%、呼气峰流速占预计值的 94.7%、中期呼气流速占预计值的 54.1%、用力肺活量占预计值的 92.2%、第一秒用力呼气容积/用力肺活量为 105%、第一秒用力呼气容积改善率为 41.7%、中期呼气流速改善率为 79.2%,结果显示支气管舒张试验阳性,气流受限呈现典型可逆性特征。②变应原检测:既往曾检测血清总免疫球蛋白 E 403 kU/L,吸入性变应原筛查阴性,食物变应原筛查阳性;本次就诊复查血清总免疫球蛋白 E 251 kU/L,吸入性变应原筛查阴性,混合真菌变应原筛查阳性Ⅲ级。

入院诊断:支气管哮喘、变应性鼻炎。

诊疗经过:本例患儿轻度哮喘急性发作,给予沙丁胺醇气雾剂按需吸入,每次 100～200 μg。关于控制治疗,患儿既往曾间断吸入布地奈德,当前评估哮喘病情未控制,肺功能中度减低,首选低剂量吸入性皮质激素联合长效 β_2受体激动剂吸入剂型,给予其布地奈德福莫特罗吸入剂,每次 80/4.5 μg,每日 2 次吸入进行控制治疗。同时进行哮喘发病因素以及用药指导的教育,以及针对霉菌过敏的环境控制教育,减少因暴露变应原诱发和加重鼻炎及哮喘症状。

二、病例分析

通过查体可见患儿呼吸略促,无发绀,轻度三凹征,胸廓对称,双侧呼吸运动一致,双肺叩呈过清音,听诊闻及广泛呼气相哮鸣音,肺功能及其舒张试验显示典型的可逆性气流受限,故诊断支气管哮喘成立;近 1 年有间断打喷嚏、鼻痒、流涕、鼻堵鼻塞病史,2 年前和当前血清变应原检测显示总免疫球蛋白 E 增高,混合真菌变应原筛查阳性,即体外变应原检查显示霉菌过敏,故诊断变应性鼻炎成立。

第六节　病毒性心肌炎

一、病历摘要

患儿,9 岁,男,因“胸闷、乏力 4 天”入院。

现病史:患儿于半个多月前无明显诱因出现发热,体温最高 38.0 ℃,伴流涕、咽痛,无恶心、呕吐,咳嗽和腹泻等症状,口服退热药治疗热退,4 天前患儿吃晚饭后突然出现胸闷、长出气、乏力,无头痛、头晕、水肿、少尿等症状,1 天前患儿再次出现面色苍白。自发病以来,患儿精神、食欲差,睡眠欠佳,二便正常,体重无明显改变,为进一步诊治收入我院。

既往史:患儿既往体质较弱,易患“上呼吸道感染”,每年 2～3 次,否认药物及输血史,父母体健,否认类似病史。

入院查体:体温 37.2 ℃,呼吸 21 次/分,脉搏 90 次/分,血压 16.0/10.7 kPa (120/80 mmHg),发育正常,营养中等,神情、精神可。皮肤无苍白及发花,无皮疹及出血点,无环形红斑及皮下结节,无水肿,关节无触痛,咽无充血,双侧扁桃体Ⅱ度肿大。呼吸平稳，双肺叩诊清音，呼吸音粗，未闻及干湿性啰音。心前区无隆起，未触及震颤，心界叩诊向左扩大，心左界位于第五肋间左锁骨中线外0.5 cm，心率90次/分，律齐，心音有力，心尖部可闻及Ⅱ/Ⅵ级收缩期杂音，范围局限不传导。四肢末梢暖，周围血管征(—)。腹软，无压痛，肝右肋下未及，肝颈静脉回流征(—)，脾未及，无移动性浊音，关节无红肿，活动自如，神经系统查体无异常。

辅助检查。①血常规示白细胞正常，C反应蛋白正常，肾功能及电解质正常。②心肌酶以及心肌损伤指标均显著升高：血清肌酸激酶5 098 U/L，肌酸激酶同工酶为9.1%，乳酸脱氢酶1 200.5 U/L，谷草转氨酶962.6 U/L，谷丙转氨酶238.4 U/L，血清肌钙蛋白I增高。抗链球菌溶血素、抗核抗体、类风湿因子、红细胞沉降率、免疫球蛋白均正常。③心电图示窦性心律，Ⅱ、aVF导联T波倒置，ST段下移。④X线胸片示心影增大，左心室轻度增大。⑤超声心动图示左心室轻度扩大，左心室射血分数为65%。⑥腹部B超(—)。⑦血清柯萨奇病毒免疫球蛋白M抗体阳性。

入院诊断：病毒性心肌炎。

诊疗经过。①休息：患儿应卧床休息以减轻心脏负荷及减少耗氧量。由于患者心脏扩大，所以应延长卧床休息时间，至少3个月，病情好转或心脏缩小后可逐步开始活动。②营养心肌治疗：大剂量维生素C有消除氧自由基的作用，可改善心肌代谢、促进心肌恢复，对心肌炎有一定疗效。剂量为100～200 mg/(kg・d)，以葡萄糖液稀释成10%～25%的溶液静脉注射，每日1次，1个月为一疗程；其他促进心肌代谢的药物如三磷酸腺苷10～20 mg、肌苷200～400 mg或辅酶A 50 U每日肌内注射2次；辅酶Q_{10}有保护心肌作用，口服1 mg/(kg・d)，分2次用，连用3个月以上；1,6－二磷酸果糖可改善心肌代谢，每日静脉注射100～250 mg/kg，连用2周；黄芪有抗病毒及保护心脏作用，可较长时间口服或肌内注射。③抗生素：病毒性心肌炎时，细菌感染是其发病的重要条件因子，故开始治疗时应用青霉素肌内注射1～2周。④对症治疗：烦躁时应用镇静剂，以保证休息。胸痛、腹痛、肌痛者，可用止痛药物。有发绀时，应予吸氧。若有心源性休克、心力衰竭或心律失常，可根据具体情况给予针对性治疗。

二、病例分析

患儿病前半个月余有可疑呼吸道感染病史，自起病以来诉有胸闷、乏力，查体无呼吸困难、心动过速、水肿及肝脏肿大，心界向左扩大，提示存在器质性心脏病；无关节痛、皮下结节、环形红斑及舞蹈病；辅助检查抗链球菌溶血素、抗核抗体及类风湿因子均正常，超声心动图无心脏瓣膜损害，心电图改变，血清肌酸激酶同工酶、血清肌钙蛋白Ⅰ均升高，血清柯萨奇病毒免疫球蛋白M抗体阳性，考虑病毒性心肌炎的诊断。

第七节　上尿路感染

一、病历摘要

患儿，8个月，男，因“发热2天”就诊。

现病史：患儿于2天前无明显诱因出现发热，体温最高39 ℃，无流涕、咳嗽和吐泻，为进一步诊治转入他院。患儿发热以来精神食欲略差，二便正常。

既往史：患儿既往体健，否认特殊疾病及特殊用药史，按计划预防接种。家族史无特殊。

入院查体：体温39.5 ℃，呼吸40次/分，脉搏140次/分，血压11.3/6.7 kPa(85/50 mmHg)，体重9 kg，身长75 cm。前囟平坦，张力不高。神志清，精神反应可，全身无皮疹。咽部无充血，口腔黏膜光滑。双肺呼吸音清，未闻及啰音。心音有力，心律齐，未闻及杂音。腹部软，未扪及包块，肝肋下1 cm，脾未触及，肠鸣音正常。四肢活动好，肌力肌张力正常。包皮不能上翻，尿道口无红肿、分泌物，骶尾部未见肿物和毛发增生。

辅助检查。①血常规：白细胞计数23.0×10^9/L，中性粒细胞计数0.89，血红蛋白110 g/L，血小板计数320×10^9/L；C反应蛋白96 mg/L。②尿常规：尿蛋白阴性，潜血阴性，白细胞2+，亚硝酸盐阳性；尿沉渣离心镜检，白细胞计数>100/hp，红细胞计数3～5/hp。

入院诊断：上尿路感染。

诊疗经过：患儿给予头孢克洛83.3 mg每天3次口服，1天后体温降至正常，2天后复查尿常规正常，10天后停药。期间患儿精神反应好、食欲佳，排尿、排便正常。清洁中段尿培养结果回报(2次)：大肠埃希菌，菌落计数3×10^5/mL。

二、病例分析

患儿仅表现为发热，不伴有流涕、咳嗽，查体咽部无充血、呼吸平稳、肺部查体未闻及啰音，呼吸系统感染暂无证据，需要继续观察病情变化；无吐泻，查体腹软，消化系统感染可能不大；精神反应好，神经系统检查大致正常，不支持神经系统感染；患儿血白细胞计数升高，以中性粒细胞为主，伴C反应蛋白明显升高，提示细菌感染；尿白细胞计数＞5/hp，考虑诊断尿路感染；且患儿临床表现以全身症状（发热）为主，尿路刺激症状不明显，考虑上尿路感染可能性大；清洁中段尿培养结果回报（2次）：大肠埃希菌，菌落计数 3×10^5/mL。结合患儿体征及实验检查结果分析，可确诊为上尿路感染。

参考文献

[1] 王佃亮.妇产儿科医师诊疗与处方[M].北京:化学工业出版社,2024.
[2] 张洪波.实用儿科疾病鉴别诊断与保健康复[M].上海:上海科学普及出版社,2023.
[3] 张纪泳.儿科常见病临床诊治策略与前沿技术[M].长春:吉林科学技术出版社,2023.
[4] 刘淑芳.现代妇产科与儿科疾病诊疗[M].天津:天津科学技术出版社,2023.
[5] 刘金权.新儿科诊疗技术及数据手册[M].北京:中国华侨出版社,2023.
[6] 李先魁.实用儿科诊疗新思维[M].西安:陕西科学技术出版社,2023.
[7] 芦菲,吴楠,王显鹤.现代儿科疾病诊疗技术[M].北京:中国纺织出版社,2023.
[8] 顾婷婷.临床儿科常见疾病综合诊治[M].哈尔滨:黑龙江科学技术出版社,2023.
[9] 张洋.新生儿内科疾病诊断与治疗[M].北京:中国纺织出版社,2024.
[10] 赵顺英,徐保平,王荃.儿童呼吸道感染综合防控手册[M].北京:人民卫生出版社,2024.
[11] 吴桂英,刘志刚,高爱民.儿科常见疾病临床诊治[M].广州:世界图书出版广东有限公司,2023.
[12] 刘葳,刘娜,林光温,等现代儿科学与儿童保健[M].青岛:中国海洋大学出版社,2024.
[13] 袁本泉,李彬,葛和春.儿科常见疾病诊断与治疗进展[M].上海:上海科学技术文献出版社,2023.
[14] 王丽丽.儿内科疾病诊疗实践[M].长春:吉林科学技术出版社,2023.
[15] 庄思齐,蒋小云.实用儿科医嘱手册[M].3 版.北京:中国协和医科大学出版社, 2023.

[16] 秦艳萍.儿科疾病治疗措施[M].延吉:延边大学出版社,2023.
[17] 宋红梅.协和儿科医嘱手册[M].北京:人民卫生出版社,2023.
[18] 桂永浩,王天有,丁洁等.儿科疾病诊疗规范丛书 儿童肾脏疾病诊疗规范[M].2 版.北京:人民卫生出版社,2023.
[19] 于吉聪.儿科常见疾病临床诊疗[M].武汉:湖北科学技术出版社,2023.
[20] 江米足,龚四堂.儿童消化病学[M].北京:人民卫生出版社,2023.
[21] 张梅.儿童常见病介绍及安全用药指南[M].北京:中国医药科技出版社,2023.
[22] 向林.儿科医生笔记[M].太原:山西人民出版社,2024.
[23] 赵新凤,王景波,孙晓晗.现代儿科疾病处置要点[M].北京:中国纺织出版社,2023.
[24] 田秀英.产科、新生儿科临床诊疗案例分析[M].天津:天津科学技术出版社,2023.
[25] 李昌崇,工立波.现代儿童呼吸病学[M].北京:科学出版社,2024.
[26] 黄国英,杜军保,桂永浩,等.儿科疾病诊疗规范丛书 儿童心血管系统疾病诊疗规范[M].2 版.北京:人民卫生出版社,2023.
[27] 曾凡梅.实用儿科常见病诊治精要[M].哈尔滨:黑龙江科学技术出版社,2023.
[28] 周伟,肖昕编,陈汝福.基层医生临床指南丛书 新生儿危重症诊治[M].广州:广东科技出版社,2023.
[29] 盛文彬,蒋之华.儿科疾病诊疗常规[M].北京:中国医药科技出版社,2024.
[30] 沈娟,陈宇,沈玉凤,等.肺炎支原体肺炎儿童的诊治研究现状[J].中华妇幼临床医学杂志(电子版),2023,19(3):273-277.
[31] 张盼盼,陈磊,高波.2018—2022 年安徽省某三甲医院儿科住院疾病特点分析[J].中国医院统计,2024,31(1):50-55.
[32] 吴寒,彭茜.儿童心肌病的研究现状及诊治进展[J].实用医院临床杂志,2024,21(1):187-192.
[33] 袁宇星,潘博,孙慧超,等.儿童终末期心力衰竭的诊治现状与展望[J].中国实用儿科杂志,2024,39(2):147-151.
[34] 刘立婷,史源.新生儿急性呼吸窘迫综合征诊断标准的演变及思考[J].解放军医学杂志,2024,49(3):245-251.